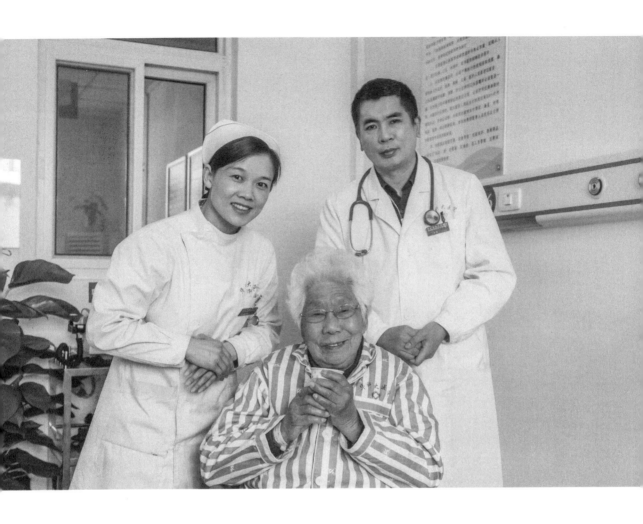

微笑的故事

——基层医务人员与患者的故事

主　编　李小红　孟　浦

副主编　邵义舜　李晓南

参　编　黄丽华　吴　笛

U0313075

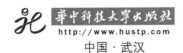

华中科技大学出版社

http://www.hustp.com

中国·武汉

内 容 简 介

本书收录的是华中科技大学医院医务人员从医的故事和心得,特别是 2016 年开展"语言处方"和"微笑服务"活动以来的故事。

本书可以作为医院文化建设和医院管理的案例,也可以作为医学生了解国家基层医疗卫生服务和全科医学实践的辅助教材。

图书在版编目(CIP)数据

微笑的故事:基层医务人员与患者的故事/李小红,孟浦主编. —武汉:华中科技大学出版社,2018.3
ISBN 978-7-5680-3844-7

Ⅰ.①微… Ⅱ.①李… ②孟… Ⅲ.①医院-人间关系-中国-通俗读物 Ⅳ.①R197.322-49

中国版本图书馆 CIP 数据核字(2018)第 059232 号

微笑的故事——基层医务人员与患者的故事　　　　　　　　　　　李小红　孟　浦　主编
Weixiao de Gushi——Jiceng Yiwu Renyuan yu Huanzhe de Gushi

策划编辑:周　琳
责任编辑:张　琳
封面设计:刘　婷
责任校对:马燕红
责任监印:周治超
出版发行:华中科技大学出版社(中国·武汉)　　　电话:(027)81321913
　　　　　武汉市东湖新技术开发区华工科技园　　　邮编:430223
录　　排:华中科技大学惠友文印中心
印　　刷:湖北恒泰印务有限公司
开　　本:787mm×1092mm　1/16
印　　张:9.75
字　　数:140 千字
版　　次:2018 年 3 月第 1 版第 1 次印刷
定　　价:38.00 元

序

本书讲述了基层社区医院医务人员的从医故事。在健康中国战略指导下,强基层成为构建分级诊疗医疗格局的重点工作,基层社区卫生服务中心的发展很大程度上影响着国家医疗卫生体制改革的进程。华中科技大学医院作为武汉市一个基层社区卫生服务中心,近年来在学校和政府的加大投入下,医院建设有了长足发展。建筑环境、医疗设备等硬件设施不断改善,医院文化建设和医德医风建设常抓不懈。医院经常组织职工在医院文化建设方面进行深入思考、讨论和实践,总结出"语言处方"和"微笑服务"就是开展文化建设的具体举措。这些思考与实践被写成文字,编成书籍,相互交流,作为辅助教材用于全科医学教学,并发挥了很好的作用。

明朝裴一中《言医·序》中说,学不贯今古,识不通天人,才不近仙,心不近佛者,宁耕田织布取衣食耳,断不可作医以误世!我校誉为"中国外科之父"的裘法祖院士也经常引用这句话:才不近仙者不可为医,德不近佛者不可为医。校医院的医德医风和文化建设从微笑服务入手,从医务人员内心世界入手,让医务人员自己体悟、实践,在聆听自己的内心感受中升华从医者的职业价值感和责任感,并已取得了显著效果。

20世纪80年代改革开放初期,国家推进社会主义精神文明建设,开展"五讲四美三热爱"活动:五讲是"讲文明、讲礼貌、讲卫生、讲秩序、讲道德";四美是"心灵美、语言美、行为美、环境美";三热爱是"热爱祖国、热爱社会主义、热爱中国共产党"。从具体要求出发,提升整个社会的文明素质。华中科技大学医院(校医院)从微笑服务入手抓医院文化建设和医德医风建设与国家社会主义精神文明建设有异曲同工之妙。

华中科技大学是全国精神文明建设先进单位,近期又被国家确定为世界一流大学建设高校。大学文化是中国特色社会主义文化的重要组成部分,在社会发展中具有引领作用。大学的校医院在医院文化建设方面应该走在基层医院的前列,特别是基层社区卫生服务的前列。这一点,华中科技大学医院充分认识到并已付诸实际行动。

微笑,形于面部而发自内心。微笑的实质是爱,懂得爱的人,生活不会是乏味的。微笑让人积极,体现出对自己能力有充分的信心;微笑表现出真诚友善、乐业敬业,让就医者倍感愉快和温暖;微笑能给自己信心,给他人信心,从而更好地激发潜能。生活中的每一个人,保持"微笑的心态",人生会更加美好。

每个人都有生老病死,难免与医院打交道。身边社区医院的医务人员具有这样的文明素质,是社区居民的幸福。

愿华中科技大学医院能领风气之先,成为人文医院、爱心医院。愿社会每个人,在中国特色社会主义新时代,能展露笑容,给他人一份温暖,给社会一份温暖,共同缔造充满爱的社会主义大家庭。

华中科技大学党委副书记

马建辉

2017 年 12 月 12 日

前　言

　　华中科技大学医院 1997 年被评为武汉市二级乙等医院,2003 年申报为武汉市洪山区关山街第二社区卫生服务中心,2010 年被评为武汉市优秀二级医院,更名为华中科技大学社区卫生服务中心,2011 年被评为湖北省示范社区卫生服务中心,2017 年被评为全国百强社区卫生服务中心及优质服务示范社区卫生服务中心。

　　作为深植于校园的基层医疗卫生机构,华中科技大学医院服务近 10 万人,致力于为师生健康保驾护航,承担集预防、保健、医疗、康复、健康教育及计划生育技术指导于一体的社区医疗卫生服务,年门诊量在 32 万人次以上,年住院出院人次近 2000 人次,是师生居民健康的"守门人"。近些年,特别是党的十八大以来,为了弘扬、践行社会主义核心价值观,医院专注于文化建设,开展"语言处方"和"微笑服务"。倡议每一位医务人员用好医生三件宝——语言、药片、手术刀,记得每天给自己一个微笑,给家人一个微笑,给路人一个微笑,给同事一个微笑,给患者一个微笑。在本职工作中,履行"维持秩序、传递友善、安抚情绪、专业服务"的全面岗位职责。博爱的精神、积极的心态逐渐形成潜意识,成为医务人员从医职业生涯的自觉活动。

　　本书辑录的是医务人员、患者、学生志愿者在微笑服务开展活动中的经历与感受。一个个微笑的故事饱含真诚,直抵人心,温馨温暖,在社会扭曲的医患关系中如一缕清风,荡涤灵魂,使人对未来国家分级诊疗的医疗卫生制度及和谐友爱的医患关系充满信心,给人以希望和力量。

　　党的十九大提出实施健康中国战略,深化医药卫生体制改革,加强基层医疗卫生服务体系和全科医生队伍建设。国家卫计委要求以强基层为重点,促进医疗卫生工作重心下移和资源下沉,深化医教协同,制定实施卫生人才培育培训规划,加强全科医生队伍建设。这些都是华中科技大学医院努力的方向。依托华中科技大学医学教育的背景,近年华中科技大学医院开展了一些全科医学的教学工作,有对全日制五年制和八年制医学生的全科医学见习与实习,有全科医生的规范化培训和转岗培训实践教学,教学工作的拓展丰富了校医院的内涵。

　　本书可以作为医院文化建设和医院管理的案例,也可以作为医学生了解国家基层医疗卫生服务和全科医学实践的辅助教材。希望这些来自基层医疗卫生机构的真实故事,能发挥蝴蝶效应,使整个社会医患关系得到大改善,迎来整个社会精神文明的大发展。在举国上下深入学习、宣传、贯彻党的十九大精神之际,我们对此深信不疑。

李小兰

2017 年 12 月 18 日

目　录

让家庭医生的手机响起来

医师　邵义舜

那是一个周六，早上 6 点，手机铃声响起。正在睡梦中的我突然接到了某学院周院长的妻子打来的电话："邵医生，我的先生在洗手间突然晕倒了，我们正在北京参加学术会议，该怎么办啊？"电话里焦急的声音让我立即清醒过来，我说："您先让周院长平躺着不要动，并且把头歪向一边，再打电话叫救护车。"

"那边的医生会不会由于不了解周院长的病史，去做很多检查而错过急救时间？"想到这，我立即通过电话和北京的医生进行了沟通，最后连脑 CT 检查都没有做就使北京的医生在第一时间了解病情，进行了针对性处理。原来，周院长慢性脑供血不足的老毛病又犯了。

根据国家社区卫生服务的要求，为了给居民提供更多的健康保障，我们医院从 2009 年开始组建了家庭医生团队。2012 年，在负责这项工作的同时，我成为周院长的家庭医生。周院长患慢性脑供血不足已有 5 年，发作时通常表现为整天昏昏沉沉、反复发作、头晕目眩及视物不清、恶心呕吐等症状。这几年来，我时刻关心着周院长的身体健康，手机更是 24 小时开机，以便第一时间接到周院长的求助电话。

半个月前，正在开会的我手机又响了，对方告诉我周院长在开会时突然脸色苍白、冒冷汗，甚至呕吐。好在这次就在校内，周院长被紧急送到校医院急救室，接诊周院长的是一位年轻的急诊医生，但我是周院长的家庭医生，对他的病情以及用药状况很了解。在我的建议下，急诊医生只开了一种药，就马上缓解了他的病情，经过中午的休息，很快，周院长下午就投入工作了。

除了可以帮助周院长处理一些突发疾病状况外,平时,我还会去找周院长聊聊天,时刻关注他的身体健康状况。由于周院长患的是慢性病,所以平时的保健和预防很重要,比如我经常叮嘱他坐久了要慢慢地站起来,避免长时间用脑导致脑供血不足,同时要减轻一些工作负担,保证足够的睡眠时间。

　　做家庭医生以来,我用自己的专业知识帮助了很多老教授,还跟一些患者成为朋友,每当看见患者信任我的表情和患者家属对我的肯定及支持时,我都会感到很欣慰。作为一名神经内科医生,为了能给我的医疗服务对象带去更多的健康保健知识,我平时还会学习其他领域的专业知识,不断提升自己为患者服务的能力。或许这就是实现了自我价值与社会价值的统一。

　　目前,我们医院成立了家庭医生团队,服务上万户居民。我希望能让每位居民感受到家庭医生时时刻刻都在他们的身边,为他们的身体健康保驾护航。

人生缘　医患情

医师　王砾

1987 年我毕业于武汉同济医科大学（现华中科技大学同济医学院）临床系，血气方刚的我被分配到了华中科技大学医院内科工作。时光荏苒，转眼 30 年，我已经从一名住院医师成长为一位心血管专科副主任医师，工作中我兢兢业业，在专业上不断精益求精。蓦然回首，在华中科技大学——这个有着浓郁人文氛围的大学圈里，我成长、成熟，遇见可爱的妻子，组建家庭，大部分接诊过的患者都已经成了邻居老友。特别是 2003 年华中科技大学医院响应上级卫生部门的号召，从二级临床医院转型成为社区卫生服务中心，开展"六位一体"服务以来，我除了做好治病救人的本职工作外，还将更多的精力放在了预防、保健以及对居民的健康教育上。在这个过程中，有许多感人时刻值得铭记，有许多人难以忘怀。投身社区医疗工作是时代的需求，也加深了我对医生角色内涵和外延的认识，真正把预防疾病、促进健康作为己任，并在工作、生活中落实。

若手足情弥深

李教授是计算机学院的一名知名教授，我们相识已经近 20 年，1998 年初，我在进行高血压的慢性病宣时认识了李教授，李教授对合理饮食、科学运动非常感兴趣。

不久，我为李教授做了一次全面的体检，体检结果显示：血脂轻度升高，患动脉硬化，体型偏胖，体重指数（BMI）为 25。在给李教授详细讲解动脉硬化的危害和健康干预的重要性后，他欣然接受了我为他"量身定制"的健康计划。此后,他调整饮食结构,每天摄取约 1800 千卡的热量,食盐的摄取不超过 6 克,水果、蔬菜的食用量为 500 克;积极开展运动,每天散步或慢跑 1 小时,或者用游泳、打乒乓球替代,一周 5 次。半年下来,再次体检复查,李教授的体重指数达到了 21。拿到体检化验单的那一刻,李教授开心极了,他紧紧拉着我的手说:"王主任,太好了,我的身体好多了,多亏有你啊!"我点点头,报以欣慰的一笑。

自那以后,李教授对我无话不谈,一有健康问题首先就是询问我。对于电话咨询的一些预防、保健等常识问题,不管当时多忙,我都会认真地一一解答。因为我担起的是一份兄弟般的信任!有一次李教授患感冒,体温 38.0℃,他比较着急,打电话问我是否需要输液。我让他到医院来,在给李教授检查(包括血常规检查)后,指出李教授患的是病毒性感冒,静脉输液不仅无助于疾病的治疗,而且还有可能破坏身体的内环境,李教授遵从了我的医嘱,3~5 天后治愈。

2001 年李教授出国,此后几年我们失去联系。

2004 年隆冬的凌晨 2 点,李教授突然打来电话,电话里的声音非常虚弱,他说他感到很严重的胸痛,我听他描述后心急如焚,连忙打电话给医院救护车,并起身穿衣和救护车一起赶到了他的家里,只见他紧揾着胸口,面色苍白,满头是汗,极其痛苦。我们送他到校医院急查心电图:心肌缺血。我当即建议李教授转院行急诊 PTCA(经皮冠状动脉腔内血管成形术),并且和救护车一起随车监护病情,把他送到了协和医院心内科住院,后来在协和医院,李教授安置了心脏支架。因为诊断和转诊及时,李教授挽回了生命。但是我心里纳闷,他一直在按照我给他的健康管理计划实施,怎么会突发重症到如此地步呢?出院后李教授告诉我,他出国后,工作繁忙加之人生地不熟,就没有按照我的方案执行,其间没有检查过血脂,立普妥、阿司匹林等药物也都停用了,烟也没有戒,因而导致急性冠状动脉综合征的发生,差点要了性命。此后李教授每 2 周与我联系一次,及时汇报血压、脉搏、运动、饮食情况。期间李教授比较担心治疗冠心病的药物有副作用,我通过查血生化指标、加用辅助药物、耐心解释等方法打消了他的顾虑。

通过近 10 年的观察，李教授再无胸痛、胸闷等急性冠状动脉综合征的发作症状。血压、血糖、血脂一直维持在正常水平。我们成了 20 年始终如一的医患朋友，有时候他会和别人这样介绍我：这是我兄弟，更是我的救命恩人，没有他就没有我啊！每当听到他的肺腑之言，我都很感动。在医院，我是医生，但是在社区里，我却是患者的贴心伙伴啊，他们在突遇急症，手足无措时，面对复杂的医学知识，需要有专业人士给他们做出决策，耐心解释，提供参考，及时解决问题，而这是在医院坐诊、等着患者前来看病的医生永远无法感受到的亲情式的信任和尊重啊！

在社区还有很多如李教授一样的居民，在与他们年复一年的交往中，我深刻体会到要像对待朋友一样真心相待，才会建立起紧密的医患关系，只有这样才能把医疗与预防、保健结合起来，为广大社区居民的健康保驾护航。

亲 如 父 母

胡老师，退休老干部，退休后患高血压、脑卒中，一直定期找我复诊，后来因行走不便长期待在家中，所以我会在工作之后安排时间，定期晚上到胡老师家中随访，给老人进行体检、上门抽血、指导治疗方案等。春去冬来，嘘寒问暖，老人一直快乐、健康地生活着。有时候，老人心里感到愧疚，总是眼里噙着泪水喃喃道："王医生，每次都这样麻烦你，只怪我这把老骨头硬啊！"我总是宽慰他："胡老师，您不要自责，人人都会老，照顾好您，这是我的职责。"

2012 年底，老人身体情况突然急转直下，引发肺部感染，病情逐渐加重。望着日渐虚弱的老人，多年行医的经验告诉我，这是老人的一个坎啊，心里涌起一阵莫名的悲哀，20 年的光阴就这样默默过去，生命的旅程就像河流终究汇入大海，这是自然而然的趋势，我也束手无策。老人的几个孩子一时也不知道应该在哪里住院较为合适。20 多年来的交往，他们早已把我当老人的子女一样，请我来主持此事，考虑到老人已 90 多岁高龄，并且合并多器官衰竭,生命的大势已去,即便转三甲医院重症监护室抢救也回天乏术,于是我建议就在校医院顺势救治,减轻痛苦即可,到校医院后我们为老人安排好床位并请了经验丰富的护工。

在校医院住院的 40 余天里,医务人员对胡老师悉心照顾,老人最后平静地在校医院去世,享年 94 岁。离世的那一天,生命终了的一刻,既是医生又像子女的我陪伴在老人的身边,虽然在医院工作多年,目睹生死仿佛司空见惯了,但是 20 年来的关爱和情意在那一刻使我与老人的子女感同身受,痛彻心扉,伤心地看着老人祥和地离开。有时候我想,什么样的医生才是合格的社区医生呢?在患者生时付出真心真情,在家属茫然时主持大局,在患者弥留时临终关怀,对得住人家的托付,也许这就是一个合格的社区医生吧。

相伴而终老

作为社区医生,每年我都要安排多次慢性病(高血压、糖尿病、脑卒中等)的健康知识讲座,在宣教过程中解答居民及患者疑问,纠正错误观点,加强医生与社区居民之间的联系。作为一名家庭医生,我对这份工作有几点认识:一是完善信息,对居民及其家庭的电子健康档案及时更新,同时对重点人群进行个人健康评估,制订居民健康管理计划等;二是对所有签约家庭进行家居环境、风险隐患、个人健康状况、健康需求等各个方面进行评估并提出合理建议;三是结合家庭医生服务的特点,为居民及家庭提供主动、连续、综合、个性化的服务。因此家庭医生个人首先要有极大的工作热情及负责的工作态度,其次还要具备较为全面的医学专业知识,为提供个性化的服务做出保障。

陈老师、康老师是一对德高望重的老夫妻,陈老师体弱多病,患有高血压、糖尿病和肾功能不全,平时我经常和康老师联系随访。陈老师经常需要静脉输液治疗,但陈老师的血管细穿刺较困难,我建议安置 PICC(经外周静脉穿刺中心静脉置管术),安置后的护理由我安排护理人员定期上门完成。每隔一段时间,我都要和科室的同事们亲自去为他们体检和检查置管后的情况。因平时上班没有太多的时间宣教,我和同事们都是利用下班后的时间到社区居民家里去。有时候心血管病患者的情况复杂,看病时除了向他们详细解释病情外,还要耐心指导健康宣教,本来约好的时间,总会一延再延,等我一起去随访的同事都等"怕"了,不时发下牢骚:"王主任,我们都不愿意等你了,你家爱人怎么受得了你?"他们还半开玩笑地给我取了个绰号叫"王不留行"。意思是"王主任不留下不行",其实王不留行是一味中药。我只能一笑,也知道他们在等我,可是患者还没看完,而且好像怎么也看不完。这些年感觉高血压、冠心病、糖尿病等慢性病的发病率不但没有降低,反而居高不下。也许正因为此,有很多的人正等着社区医生对他们的健康进行管理和干预,还有更多的临床之外的健康教育等预防工作等着我们完成啊。我期盼终有一天,随着居民的预防、保健意识的增强,随着我们社区医生健康管理工作的推进,人们能健康生活。

　　因为长年累月的繁忙工作,2014 年 7 月我突然病倒了,一个月内瘦了15 斤,其间我深深感到作为一名患者的困苦。生病时大家给我很多关爱,重新调整后我又回到了亲切的工作岗位。我知道,很多人在等着我,我的同事、我的患者、我的社区朋友,他们都在盼着我早日归来。特别感谢我的妻子,无论是在医院坐诊晚归还是从社区随访回来晚了,她总是默默地等我,知我懂我。作家刘心武曾这样说过:人生一世,亲情、友情、爱情三者不可缺,缺其一者,已为遗憾,缺其二者,实为可怜,三者皆缺,活而无味。体验了亲情的深度,领略了友情的广度,拥有了爱情的纯度,这样的人生,才是名副其实的幸福人生。此生与妻子因相爱而相伴,几十年来相濡以沫,我是幸福的,作为华中科技大学医院的一名普通社区医生,身在校园中,因为热爱这片沃土,专注本职,拥有数以万计的像亲人一样的病友,我更是幸福的,我的心早已融入这温暖的社区,我将司医职,和各位病友相伴以情,做好大家的健康管理工作,陪伴大家直至终老。

患·医·谐

医师　刘维平

　　张老师离开我们已经三年了。但他的音容笑貌还常常浮现在我的眼前。

　　记得我有一次走进了二号楼，刚到二楼走廊不远处，就听见一个熟悉的声音："老张，刘医生来了。"这时张老师的夫人谭老师发觉我已经上楼了。

　　张老师住在走廊的尽头，面对面两间房，北面一间是卧室，南面一间是书房代客房。我正走向卧室，谭老师手指书房说："老张今天起床了，在书房里。"

　　带有中央空调的房间暖暖的，我随谭老师走进了书房。书房不大，进门右手的一面墙是一排大书柜，里面是满满的书籍。书柜前有一张书桌，桌面的三分之二被书报及杂志占据了。张老师靠在进门右手旁的一张单人沙发上，双手正努力扣着胸前的衣扣。听见有人进来，他微微抬了抬头，对我抿嘴笑了笑。"他就是这个老习惯，再冷的天也不穿棉袄，怎么说他就是不听。"谭老师抱怨着。"刘医生你看，这几件单衣他要扣半个小时以上，我帮他扣他都不同意。如果感冒了怎么得了！你给他多讲讲，他听医生的。"夫人的关怀、心痛、无奈之情油然而生。"我行走困难了，只要我身体能活动的地方我就要多去活动。现在我的疼痛缓解了，脑子和手指还能动，多动才能不废嘛，刘医生你说是不是？"看来张老师把手指的活动当成了锻炼。张老师的反应真快，我还没来得及完成谭老师交给我的劝说任务，反被张老师打了个反攻。95岁的人了，他的思维还这么敏捷。我问他为什么外面总是套着一件西服，张老师回答说："如有来访者，我把西服一拉一整,外面看还是蛮像个样的嘛。"幽默诙谐的回答尽显大师毕生文雅、洒脱的绅士风度。

我到校医院工作不久,就听说张老师是学校的大名人之一。直到2004年张老师因病行膀胱造瘘后,我才与张老师有了真正的接触。张老师圆脸、平头、眼镜后面有一双深邃的眼睛,一副和蔼宽厚善良的面孔,对人没有架子,没有傲言,有的只是平等的交流。

张老师是红安的农家子弟,天生聪慧好学。1934年21岁的他从武汉大学经济系以第一名的成绩毕业,三年一次的庚款留美考试他又以全国第一名的成绩高中,在哈佛大学获得经济学硕士、博士学位,他的博士论文《农业与工业化》于1947年获得哈佛大学经济学科最高奖——威尔士奖。他是获得此奖的第一个亚洲人,并因该文蜚声西方经济学界,被誉为"发展经济学的创始人"。1948年他任联合国亚洲及远东经济委员会顾问。1949年前,为了报效祖国,他舍弃了待遇优厚的职位,毅然回国,任职于母校武汉大学。作为一颗不可多得的"螺丝钉",1953年他被调到华中工学院(现华中科技大学)任建院筹委会基建办公室主任。此后30年,他被迫中断了经济学研究,直到"文革"结束后,他才又回到经济学领域,此时大师已进入暮年,但在他带领下,1988年我校经济学院获得西方经济学专业博士点,85岁的大师成为博士生导师。

岁月的创痕,事业的磨难,生活的艰辛,大师每每追忆往事时,总是浅浅如诉,淡淡如云,没有抱怨,只有责任,但隐隐透着丝丝遗憾。我听起来感觉是如此深厚,回味绵长。宽厚、善良、豁达、开朗,折射出的是张老师的气度和胸襟。

有时,谭老师也帮着补充,张老师建校搞基建,把经济学知识用在了统筹建校经费上,千方百计为国家节约每一分钱;"文革"下放,他在劳动中获得快乐,不管干什么他都干得很好。张老师这种干一行,爱一行,干好一行的敬业精神,不正是现在需要发扬光大的吗?

谭老师告诉我,张老师近几天全身痛,甚至痛得不愿下床了,连翻个身都困难。我给张老师检查时,前屈的脊柱、明显隆起的棘突两旁只有薄薄的骶棘肌支撑着。张老师仅用"痛"的言语及"痛"的表情来回答我的问话，这与平日自信、爽朗的他判若两人。张老师被诊断为脊柱退变合并骨质疏松症，与年老体弱、长年活动少、很少晒太阳、食量少等因素有关。如用常规的口服补钙剂治疗，疗效慢。我通过药剂科的绿色通道购进了我院暂缺的补钙针剂和口服药，同时安排护士定时上门为他注射，并告知照顾他的阿姨每2小时要帮他翻身一次，预防压疮发生。

我检查了张老师膀胱造瘘管处的皮肤，无红肿、渗液。这个造瘘管已随大师5年了，术后一直是由校医院的医务人员上门为其换药冲洗。张老师患有多种疾病，时有病情变化，校医院受条件限制处理有困难时，就联系协和医院或同济医院，为张老师转诊提供绿色通道，使他的疾病得到及时治疗。待病情稳定后，再回到家或校医院接受后续治疗。多年来，张老师一直在校医院与协和医院、同济医院间相继转诊治疗。校医院的内、外科医生以及护理、药剂人员都为他服务过，可以说，这是一个团队在服务。谭老师说："每次到外面医院治疗，只要病情稍微好转，张老师就急着回家。他说只有回到了家里才高兴，才感到心里踏实，才能静心看书。他不舒心我们全家都着急。"

老人恋家，居家养老，这是中国传统的养老方式。如果所有老人都像张老师这样老有所养，老有所医，老有所为，那该有多好啊！虽然目前社会还不能普及，但随着国家在养老方面投入力度的不断增加，美好的愿景正在一步步地向我们走近！

院外行医二三事

医师　魏春丽

到今年,当医生不觉三十年了。前二十年,我的岗位在门诊和病房。后十年,随着国家医疗体制的改革,发展社区卫生服务,我的岗位被拓展了,扩大到了整个校园。作为一名医生,我的责任不仅是治疗疾病,预防疾病的发生和发展也成了我关注的重点。因此也就有了在院外、在家中履职的事了。

雨 夜 铃 声

一个冬天的雨夜,家里的电话铃声响起,一个不熟悉的声音传过来。原来是一位年轻母亲的求助,几天前,她带着刚满月的孩子从美国回到了离别一年的家,孩子不停地哭闹,不愿吃东西,外面又正下着小雨,面对这种情形实感焦虑,于是给我打了电话。此刻的我已下班回家,正与家人一起吃晚餐。母亲让我快去看看,我带上听诊器来到了孩子的家。

原来,孩子的父亲是华中科技大学的年轻老师,受学校委派,正在美国学习,孩子的母亲独自带着孩子归国了。在壁灯的映照下,空置了一年的家中,还残留有一股尘土的气息,行李箱散放在客厅,还来不及整理,虽然门窗都关着,进来还是感觉到冷。孩子的奶奶也是刚从老家过来帮忙的,两个人面对哭闹的孩子在寒冷的冬日夜晚,手足无措。

看到眼前的情景,我心里大概有了一点底。进到房间,就着灯光仔细地给孩子做了检查,果然不出所料,孩子患了口腔真菌感染,俗称鹅口疮。明确了诊断,治疗思路就有了:一方面开了医嘱,让孩子母亲去医院取药,并交代清楚用药的方法;另一方面,感染的原因明显跟家里长时间不通风、霉菌滋生有关,除了药物治疗,改善家里的环境更为重要。所以,治疗要以通风、清洁、干燥、保暖为原则:小孩子的用品可用高温煮沸消毒;家居地面用84消毒液擦洗;房间则依次定期开窗通风,保持空气流通;等等。一一分析指导后,大人没了慌乱,孩子也安静了下来。

忙碌了一番回到家,内心还真为年轻的妈妈点赞,独自带着这么小的孩子漂洋过海真不容易。自己当年也有过同样的经历,我会理解并尽力帮助她。所幸的是,孩子的情况一天天好转,口腔白膜消退,很快恢复了正常。接下来,孩子的喂养成了我们的新话题……

此刻,医生能分担些什么?

去年的春天,乍暖还寒,一天,接到通知,即刻赶往学校八号楼,在接待大厅的一角,我见到了几位表情凝重的先生,简单介绍后方知,在座的是某学院的领导和一位海外归来的先生,该院德高望重的老教授的家人在国外突遭不幸,怎样向老教授告知这个消息呢?我是老教授的家庭医生,熟悉老教授的健康状况,老人多年的高血压经过药物和日常生活的管理病情稳定。可是,考虑到老教授已是八十岁高龄,突然的强烈的不良刺激可能会导致意外发生。院系领导、亲属、家庭医生一起商谈,必须做好应急预案。

第二天一早,按照预案,我带着急救小组来到了教授家的楼下,急救小组在楼下待命;我着便装与老师们一起来到教授家中。老教授临时外出未归,夫人先知道了消息,周围的人都感受到了她的难过,虽然夫人无心血管疾病,但也不能长时间沉浸在悲痛中,必须要分散夫人的注意力。于是,我提到老教授的病,需要夫人协助,帮助老教授渡过难关。坚强的夫人果然暂时忘了自己的悲伤,注意力放在了老伴的身上。一会儿,老教授回家了,看到家中的不速之客,好像有所察觉,大家请老教授稳坐在沙发上,我特意在他的附近落了座。艰难的话题被提及,虽然斟酌再斟酌,终是一个巨大的打击,听到不幸的消息,老先生一反平日的从容,语调提高,语速加快,手不易察觉地颤抖,皮肤微微湿润,面色突现苍白,神情有些恍惚。此时,虽然没有大声地哭喊,可这些细微的变化让我看到了危险,我当即打断谈话,取出器械进行检查,果然血压已升到 195/155mmHg,远远高于平日的血压,情况紧急,过高的血压有可能诱发脑出血。此时,我递上事先准备的降压药,有些恍惚的老教授接过药,下意识地起身还要去拿杯子、洗手,被周围的人劝住安坐在沙发上,我准备的是舌下含服的快速制剂,这时,以静制动避免摔倒是必须的,服药后,老人伤心地述说着,众人围坐在一旁,陪着他慢慢接受这个不幸。

10 分钟后,药物应该起效了,15 分钟后复测血压降到 150/90mmHg,这时,一颗悬着的心才放了下来。最艰难的一关渡过了,随后的几天,我下了班,就会顺路去看望老人,测量血压,听诊心脏,听二老叙述往事,告诉他们一些注意事项,校正他们的电子血压计,都是些很小的事,更多的是倾听,借以表达一种慰藉。

一段时间过去了,慢慢地,两老坦然接受了生活的变故,身体也经受住了考验。人的一生总会遇到一些坎坷,面对不幸,每个人都会有软弱的一刻,但总会过去。此时,医生应该与患者站在一起,身体护卫,心理支撑。看上去是我在帮助老人,其实上是老人在用行动感染我。

面对埃博拉

2014 年 8 月底的一天,一大早,我接到通知参加疾病控制部门的一个紧急会议,一直关注的西非五国埃博拉疫情防控,正式以文件的形式传达了,高校人口密集,涉外活动多,留学生中不乏来自疫区的学生,此病传染快、死亡率高,一旦有患者流入,后果的严重性是不言而喻的。

开完短会,还在车上,同行的分管院领导邵院长立刻报告了孟院长,总务处、校办、分管校领导相继接到报告。下午 2 点,由校党委马建辉副书记牵头,校医院、国际教育学院、学工处、研工处、人事处、保卫处、后勤集团等多部门参与的华科大埃博拉疫情防控领导小组成立,会上我代表校医院进行了疫情介绍,让大家了解传染源可能来自哪些人群,传播途径是什么,以及观察对象、时间、症状的界定;防控物品的准备;针对全校教工、居民,特别是学生的宣传内容,等等。领导小组通过了根据防控原则结合学校情况紧急拟定的应对方案,明确了各部门职责。就这样,防控在全校有条不紊地启动了。

接下来是一段忙碌的日子。9月初新生入校时,8000份宣传折页已到位,细心的人会发现,与往年的相比,多了传染病埃博拉的防控内容,全校学生楼、居民区的130块宣传栏上贴出了通俗易懂的宣传资料。学生、老师、居民都知道了如果出现埃博拉并不需要恐慌,既然是传染病,就有传染病的规律,按照规律防控就能预防。医务人员得到了专业培训,接待人员得到了自我防护的培训。华宏公司为来自西非五国的留学生单独预留出房间,国际教育学院的老师们准备了防控英文版宣传,安排专人对需观察的西非留学生每天定时监测体温,观察有无可疑症状。一旦疫情升级,出现疑似患者,立即转到校医院。校医院已准备好隔离场地,制订好隔离措施、医务人员在不同情况下的工作流程及时报告,所有要求一一落实。对陆续来校报到的来自疫区的20多位留学生、600多人次的观察报告,是我们每天关注的头等大事。在随后而来的上级部门一轮轮的专项检查中,我校的埃博拉防控工作获得高度肯定。

工作是忙碌的,但心是踏实的。虽然疫情紧急,但在学校的统一部署下,筑起了一个牢固的防控网,让我相信任何变化都会及时得到有效的反馈。作为一名医生,此刻的感觉有些像战士。这场战斗没有硝烟,但危机四伏,需要我们瞪大眼睛,用专业知识细心布局。不能让疫情进入校园,万一进来了,要在第一时间发现并控制。我们是校园大家庭的医生,守卫着校园师生和居民的健康!

上面说的是几件不同的小事,但有一点却是共同的,那就是医生要关注健康,就不能只看病。鹅口疮治疗不难但易复发,如果在患者家中找到了引起疾病的原因并做好措施,病情就不会再发。脑中风的治疗很复杂,但它的危险因素是可以去除的,做好预防,中风就不会发生,老人可得安康。埃博拉很凶险,在传染的各个环节做好预防,疫情就不会扩散。所以,医生走出医院还有很多工作要做,除了生病时的治疗外,更应关注病前的预防和病后的康复。

健康需要我们走出医院,走入家庭,走进校园。

别样的亲情和友谊

——一位退休医生的感想

医师　张文华

华中科技大学位于喻家山脚下,这里有我的家人,也有我的朋友。高校是一个特殊的圈子,在这个圈子里,同事、朋友、家人、患者等角色无时不在转换着,我们跟患者见面的机会较多,时间长了,就像朋友,更似亲人。

来校医院工作 30 余年,如今我已退休,但是每次在校园里走着,总能遇到很多热情打招呼的居民,有认识的,也有不认识的,他们总会亲切地问候:"张医生,您好。"每每此时,我也会微笑着报以问候。作为一名医生,我尊重这份职业,也尊重我的患者,他们信任我,我也会换位思考,站在患者的角度为他们解决病痛。当我离开这个岗位时,患者还能友好地记得我,那就是我最大的收获。

由于工作的关系,很多患者的情况我们都了如指掌,作为一位社区医生,我想,这样的了如指掌对我们来说不仅是应当做到的,同时也是一份宝贵的资源,它不仅能够帮助患者在就诊时省去不必要的检查,还能让我们对患者的病情做出快速的判断,尤其是在紧急情况下。

一天,病房收入一位老年女性患者,患者处于昏迷状态,子女不在身边,患者老伴患有老年痴呆症,丧失叙述病史的能力。当我接诊这位患者时,我清楚地记得这位患者是一位糖尿病患者,既往有尿崩症,我判断出她昏迷极有可能是由于代谢紊乱所致。在给患者进行了仔细查体和快速的相关化验检查后,低血糖昏迷诊断确立,我们立即给予静脉注射 50% 葡萄糖溶液 40mL,患者马上就有了反应,发出"嗯、嗯"的声音,经相应的后续治疗,患者意识很快恢复。

患者清醒后告诉我,她听别人说优降糖降糖(格列苯脲片)效果好,价格也便宜,就自作主张改服了优降糖。近几天她由于腹部不适,进食量减少,但优降糖照常在服用,因此才导致低血糖的发生。我告诉她用药最好在医生指导下服用,不要擅自更改,尤其是老年人,降糖药的服用更需谨慎,否则容易发生低血糖。而且现在就医如此方便,有什么问题或不适要及时与医生沟通。她连连点头说:"知道了,再也不敢自作主张买药吃了。"

通过这件事,我也得出一点体会。作为社区医生,除了做好社区常见病、多发病的诊治这份本职工作外,还应该多关注患者的其他一些基本情况,如他们的既往史、现病史、用药情况甚至是家庭环境,以及哪些药对他们来说药效好且价格便宜等,这些都是作为一名全科医生、家庭医生所应该具备的。掌握了这些,我们才能够为患者提供全方位的连续性的医疗保健服务,还能帮助我们在接诊患者时正确快速地做出诊断,为治疗赢得时间,也赢得患者的认可和尊重。

如今,我虽已离开了工作岗位,但因为这份职业,因为这份情怀,那些我曾经帮助过的患者、朋友使我在校园里收获了别样的亲情和友谊,我想,这些在喻家山脚下别样的亲情和友谊,就是对我 30 年工作生涯最好的回报。

你们真的来了

护士　冯丹

　　某天下午，我们电话随访了几位高血压患者。如往常一样，了解他们的血压和血糖控制情况、服药情况以及生活方式，一一给他们答疑解惑，提出个性化的指导意见，叮嘱注意事项。其中有一位是喻园小区的王老师，今年79岁，高血压病史20多年了，由于王老师平常有着良好的生活习惯，定期到医院体检并按时服药，所以血压一直控制良好。在电话中我和同事得知他的老伴也确诊了高血压，但由于行动不便，子女也不在身边，不能定期到医院检查，所以最近血压控制不理想，为此王老师很苦恼。于是我们决定上门了解情况。

　　我们利用下班时间去了王老师家。当敲开他家门时，王老师激动地说："你们真的来了！来，来，快进来。"进门后，我们便见到了坐在轮椅上微胖的詹老师，她今年72岁，因疾病下半身瘫痪，既往有高血压、冠心病、骨质疏松症等，曾在我院多次住院治疗过。看到我们的到来，詹老师激动地说："真是太麻烦你们了，我行动不方便，每次身体不舒服去医院都只能叫邻居来帮忙，十分麻烦。这次你们亲自上门来看我，我真的是太高兴了，感谢，感谢……"

　　随即我们给詹老师测量了血压（160/100mmHg）、心率（78次/分），又详细询问了她的服药情况、饮食情况以及生活习惯，了解了这些后我们给詹老师调整了用药并做了随访记录，同时对她的生活、行为等习惯进行指导，还告诉他们有不适可以随时联系我们。两位老人家激动地对我们表达了谢意。

　　每每这时，看着他们满脸的笑容，虽然成就感油然而生，但当中却不免带着忧虑。事实上,像詹老师这样的居民还有很多,他们对社区医生上门服务的需求也非常大,然而,在当前的医疗环境下,在没有相关医疗卫生配套设施及政策下,上门服务对医护工作者来说,是探索,更是考验。由于家庭环境不具备任何检查设备和抢救设施,一旦随诊过程中出现任何风险,双方责任就会归属不清。另外,随着社区卫生服务的推进和签约服务的开展,家庭医生的工作更倾向于主动服务、上门服务,然而,在目前整个医疗体制不完善以及医务人员数量严重不足的情况下,上门服务还不可能全面开展。但我相信,随着全面小康社会的推进,随着健康中国战略的实施,家庭医生服务一定会越来越完善。

在院士家随访的一天

康复技师　高顺梓

那天一位老患者来找我，向我咨询一些问题。他说他的一位院士朋友，6月份曾因脑出血住院，现在出院了，问我有什么合适的康复训练。因为是在门诊，没有与患者面对面了解情况，所以和他简单沟通后，约定了时间到院士家里去看看具体情况。

第一次上门，我实在太紧张了。头一晚想了一晚上，院士是什么样的人？听说他很有威望，他会不会是一个很凶很强势的人呢？越想越忐忑。当我和神经内科医生以及他的家庭医生一起到了院士家时，刚进门因为太紧张了以至于忘记院士姓什么了，我直接说："嗨，早上好。"院士也热情地回了我一句："早上好。"虽然只是一句简单的话语，但马上就缓解了我的紧张。同来的神经内科医生检查了他的身体后说恢复得很好，只是心律仍然有长间歇，所以运动强度必须控制得当，不能增加太多心脏负担，所以我便为院士设计了一套合适的康复方案，都属于轻体力活动。

但是院士对训练还是很担心，他把全部的注意力都放在了心电图变化上，每次都是做一次训练然后再休息两三天，这样是达不到训练目的的。所以，我每次都是借故转移他的注意力，再趁机给他做康复、训练走路。每次结束训练临走时，他都会握着我的手说："小高，很对不起，我没有按照你的要求好好训练，也没有坚持，我知道这样不对，因为我的关注点都放到我的心脏上面了，抱歉啊，你多谅解一下。"经常临走时他总要起来送我，而且还一定要以最标准的走路方式去送我，每次都亲切地说："小高医生再见。"

在和院士相处的这些日子里，我从他身上学到了很多东西。他是一位令人尊敬的长者，也是一个很爱看书、爱学习的人，休息的时候还会跟我聊聊国家大事、教育制度等,很多东西他会引申出更深层的意义。他总是跟我说:"人啊,应该活到老、学到老,人是会不断遗忘的,所以我们要不停地去反复学、重复学,要让知识深刻在脑海里。"他还是一个很注重礼貌的人,如果约好了时间但他临时有事的话,都会提前打电话告诉我并表达他的歉意。有时候在做治疗的过程中,他的手机响起或有客人来访,他都会先专心致志地把我安排的训练做完了再去一一回复或接访。院士的身上还有很多值得我学习的地方,希望我能把从他身上学到的东西好好融合到我的实际生活和工作当中,也希望他早日康复!

锲而不舍打电话

放射技师　王春宇

家庭医生这份工作，不像临床医生可以用自己丰富的专业知识给患者做出准确的诊断，也不像白衣天使们能够通过熟练的操作为患者减轻病痛，更多时候我们的工作是面对冷冰冰的电脑屏幕，整理居民的家庭档案信息，对慢性病患者的随访信息进行核对、录入、整理、统计……时常还需要上门随访。

这些事情简单，但枯燥、机械、重复、无味，有时还会遇到不如意的事情。比如有些信息不完整或者缺失，需要及时电话联系相关人员核对并补充完整。每次拨通电话前的心情真是五味杂陈。

记得有一次，电话在嘟嘟声后按通了，"您好，我是校医院家庭医生团队的王医生……"还没等我介绍完，电话的另一端传来了冷冰冰的一句："骗子。"随即"啪"的一声挂掉了电话。头一次被这样毫不留情地当成了骗子，委屈和失落顿时一起涌上心头。第一次遇到这样的情况，心里不免打起了退堂鼓，不断默默问自己，为什么会这样？我为什么要受这种委屈呢？我还需要继续吗？此时眼泪已经在眼眶里打转，恨不得甩手离去。等心绪稍微平静一些以后，我在想，是当前的社会环境造成了人与人之间最基本的信任严重缺失，换位思考一下，如果我是患者，在接到这个电话的时候，也许也会有和他们一样的反应，这样一想，心里顿时觉得没那么难受了。

挣扎一番后我冷静下来，调整好心情，锲而不舍地接着打第二遍、第三遍……接通后，我认真介绍自己的身份、打电话的目的，努力消除对方的戒备心理……终于在我耐心而不厌其烦的解释中，得到了对方的理解与配合，顺利完成了任务。此时的心情真的可以用百感交集来形容了。

现代社会发展到今天,信息无纸化将是未来社会管理发展的必然趋势,有了完整准确的信息和资料,患者每次复诊时接诊医生可以清楚明了地掌握患者的病情动向,评估治疗方案,并及时合理调整用药。今天我锲而不舍地拨打电话,完善信息管理,为的是迎接明天医院信息化时代的到来。

聊天，也是一门技术活

康复技师　伍诗

早上 8:45，准备工作做完，我准时从科室出发前往喻园小区，上门为毛爷爷夫妇进行康复治疗。

毛爷爷是一名老红军，曾参加过万里长征，那时缺衣少食，万里跋涉，再加上环境恶劣，伤到了双侧膝关节。年轻时，为了革命，毛爷爷的身体没有得到很好的治疗与休养，现在他的双侧膝关节长年累月肿胀、疼痛，还有肩颈劳损导致退行性病变。而他的老伴则是因为一次意外摔倒后导致右半侧肩关节、腰部和踝关节损伤，长期疼痛。由于子女们也不在身边，这种情况下让他们长期往返于家和医院进行治疗是比较困难的，因此考虑到两位老人的实际情况，我们特地安排了上门服务。

每次来到毛爷爷家，老人家都是面带笑容，拉着我的手，亲切地嘘寒问暖。两位老人特别喜欢聊天唠嗑，每次拉着我说很久。我想，可能是因为他们子女没在身边，所以平时聊天机会较少吧。所以，聊天，对他们这样的空巢老人来说，甚至可以说是奢侈的，他们需要的这种关爱，也是医学无法替代的。因此，与老人聊天，在我看来也是一门技术活。它不仅仅是帮助老人打发晚年的寂寞，更重要的是使老人的情感得以宣泄和抒发。聊什么，怎么聊，都会对老人的心理和身体起到不同的作用，哪怕只是倾听。与老人聊天过程中，会在你面前徐徐展开一幅历史的画卷：晚清时期的鼓楼牌匾，抗战时期的炮火纷飞，"文革"斗争的断章残片……与老人唠嗑，就如同开启一坛陈年佳酿，不知不觉间，它会感染你、影响你，进而跟着渗入一种淡淡的人世的沧桑，增添一份人生的体味，这对我们年轻人来说也不失为一种收获。

所以，一般只要时间允许，我都尽可能地多陪他们说说话，和他们一起忆苦思甜，了解他们的心理状况和生活情况，同时对他们的生活饮食和锻炼情况给予适当指导。每次随访，不仅可以帮助老人缓解身体上的病痛，还可以从心理和精神上给予他们更多的舒缓和慰藉，这样的慰藉，也许才是他们最需要的。

一个难忘的军礼

医师　芮瑞

　　转眼间,在医院工作已经半年有余了,日子过得忙碌而紧凑,我也很快适应了这种工作模式,在看似平淡无奇的工作中,我感动满满,或是来自患者的诚挚感谢,或是来自同事的温暖关怀。

　　记得6月上旬的一天,科室来了一位精神矍铄、腰板很直的老人,他一进科室大门就每个房间找医生,见人就讲,我要装假牙(义齿)。同事们都很奇怪,觉得学校退休的老师都很斯文安静,像这样性急的老人很少。我也有点纳闷,但也没多想,微笑着把这位老人请了进来。定方案,说价格,取模,收费,一系列流程都很顺利,临走前老人留下自己的名字和电话,我告知他大概七到十天戴牙,他点点头走了。

　　这位老人就像其他普普通通的患者一样,并没有在我的生活中留下更多印象。大概一周过后,假牙送来了,我给老人打电话约他前来戴牙。老人说:"我眼睛不好,在外面住院,暂时不能复诊了。"我回复他说:"没事的,换牙的事缓一缓没影响,您的眼睛是大事,先好好治疗,等出院回来了再跟我联系。"

　　又过了一周,老人过来戴牙。当我把义齿顺利戴入时,老人叹了一口气,说:"这副假牙我的老伴再也看不到了。"我很疑惑,问老人为什么这么说。老人继续低声说道:"老伴前段时间身体状态不好,说让我做副假牙,她想看看我戴假牙的样子。没想到模型取了,假牙还没来得及戴,她就过世了,我眼睛也哭出毛病了,前段时间住的院。"

　　我听完,瞬间呆住了,心中五味杂陈,说不清是对老人的同情还是自责愧疚。若是当时能和老人多聊几句,让加工厂加急做牙,老人是不是就不会有这种终身遗憾呢？我惭愧地对老人讲："如果知道您有特殊情况，我们一定会尽自己所能满足您的要求的。"老人扭过头来，坚定地对我说："你是党员！"我惊愕："您是怎么知道的？"老人回答说："党员说话不一样，我也是个老党员了，我的党龄有五六十年了！"

老人听我说完注意事项后，临走之前突然在我面前立正并郑重地说："老军人……向您致敬！"说完，收脚抬手，向我恭恭敬敬地行了一个漂亮的军礼。

这件事过去几个月了，但至今老人敬礼的一幕仍然清晰地印在我的脑海里，鞭策我继续前行。他让我知道，在医院这个大环境中，医务工作者面对的是身心疲惫的患者，微笑显得尤为重要。微笑服务并不仅仅意味着脸上挂着笑容，而是发自内心、真诚地为患者服务，治疗疾病，满足要求，与患者同欢喜共忧伤。

导医护士的一天

导医　李明芝

　　"您好,需要帮助吗?"伴随着清晨的第一声问候,带着亲切的微笑与饱满的热情,导医护士开始了一天紧张而忙碌的工作。

　　星期一,门诊大厅一如既往地"人气正旺",导医台七点五十分就开始工作。"护士,挂号处在哪?""我第一次来,要办什么手续?""头疼挂哪个科?""楼上有挂号的吗?"我们就这样不停地解答着患者的提问,接电话、取轮椅、指路、分诊,工作是一成不变的,变的是来来往往的患者和他们的故事。

　　一天,两个学生扶着一个同学艰难地朝着门诊走来,一边走还一边张望着,好像在寻找着什么。见此场景,我赶忙上前询问:"怎么了,哪里不舒服?"通过简短的对话,我马上判断患者可能有结石,我一边指导患者挂号,一边安慰患者,消除患者的紧张情绪,并推了一辆轮椅将患者运送至急诊室,医生了解病情之后,及时给予相应的治疗。两位陪同的同学连声道谢。患者安顿后,我取回轮椅,回到了依旧忙碌的岗位。

　　经过刚刚的一阵小跑,虽然还伴随着喘吁,我又马上回到自己的工作岗位,开始在门诊大厅巡回,引导着前来就诊的患者。我看了一眼大厅,一位40多岁的患者手摸着胸口,大汗淋漓,表情非常痛苦,孤身一人进入了门诊大门。我很快迎上前询问:"您身体哪儿不舒服呀?""我胸闷,心慌。"我意识到患者可能是心绞痛,于是赶紧将患者扶到急诊室,告知医生患者的情况,为患者赢得了宝贵的救治时间,使患者转危为安。

　　不知不觉已经到了中午,还没来得及喘口气,我突然看见一位家属搀扶着一位患者来到医院大厅,只见患者呼吸急促,表情非常痛苦,凭着多年的临床经验,我判断可能是哮喘发作,立即将患者送到急救室,并通知医生和护士。

中午,门诊的人潮渐渐退去,导医护士依旧坚守着自己的岗位。这时候门口冲进一个中年男子:"菜场有一位老人昏倒了!"我立即推着平车跟着他出了门,一位老人痛苦地躺在地上,由于天气炎热,菜场温度高,老人又没有人陪伴,我赶紧将老人推到急诊室通知医生做一些紧急处理,同时联系老人的家属,经过治疗,老人很快苏醒过来,老人的家属特意到导医台向我致谢。

刚坐下,电话铃声又急促地响起,"请问下午有骨科专家吗?""下午有心血管专科吗?""请问门诊报销是哪几天?"……

由于医院刚开始实行信息化自助机管理,好多老人不会用自助机,我不停地穿梭于大厅各个窗口之间,帮助患者挂号缴费,耐心讲解。"导医,怎么没有凭条?""打印纸没有了,请稍等,马上就好。""导医,我的卡怎么挂不了号?"我看了看卡,回答道:"是您的卡信息不对,您需要到信息办去修改信息。"自助机经常出现故障,我还要学会简单的修理和维护。

我就这样忙碌着,已经习惯了随时应急的状态,习惯了一路小跑,习惯了这种忙碌的感觉……

导医是医院的窗口,从某种意义上讲导医护士的工作能折射出医院的服务水平和医疗质量,导医和患者之间是一种护患关系,是在提供和接受护理服务的过程中,自然形成的一种帮助与被帮助的人际关系。导医不仅要对每位患者进行导向、分诊、观察等首诊工作,还要随时处理各种突发事件,要能恰如其分地回答各种咨询,做到语言清晰,妥善处理医患之间的矛盾,减少误会,起到医院与患者之间的桥梁作用。

导医要善于与患者沟通,而微笑服务是服务态度中最基本的要求,微笑给人一种亲切、和蔼、礼貌的感觉,微笑既能拉近医务人员与患者的距离,又能增加凝聚力。只要把患者当成自己的亲人、朋友,就会很自然地向他们发出真心的微笑,哪怕是简单的"你好,慢走",也能温暖人心,也能得到患者的认可。

一个真诚亲切的微笑,既表达了对他人的尊重,也就赢得他人的尊重。有一次在路上我拿着很多东西,下着大雨,正当我很无助时,一辆车停在我身边:"快上来,我认识你,你是校医院的导医,我得到过你的帮助。"此时此刻,我很感动,我只不过是做了自己应该做的工作呀!

战胜疾病，微笑生活

——一名医生的患病经历

医师　冯幼兰

　　我大学毕业后就来到校医院工作，在这里我结识了我的爱人，2011 年我们组建了幸福的家庭。婚后 3 个月我怀孕了，爱人及公公婆婆都很高兴，婆婆还特意从老家过来照顾我，每天给我煲汤、帮做家务，让我受宠若惊。为了不辜负老人的一片心意，我每天除了上班，下班就在家休息，不看电视，不玩手机。怀孕 3 个月后，我去医院做产检，因怀孕期间一直没有做 B 超，产科医生首先让我做彩超。我发现医生的神情不对，她不停问我怀孕期间有没有肚子疼，有没有下面流血的现象，我如实回答："没有这些症状，只不过妊娠反应比较大。"当我拿到彩超报告单的时候，上面写着"葡萄胎"，当时我差一点就晕倒了。爱人扶着我，问我出了什么事，我指着报告说："我们的宝宝没有了。"爱人一听也急了。医生说我们太大意了，怀孕后应该做彩超检查及抽血化验激素水平，并安排我住院以尽早手术。作为一名医生，我知道葡萄胎手术后，3 年后才能再次怀孕，且仍然有再次怀葡萄胎的可能。当时我除了害怕自己不能生孩子之外，还特别担心婆家人对我不满。当我们把这个不幸的消息告诉家人时，公婆像我父母一样安慰我，说我们还年轻，做完手术后好好调理身体，等身体调理好了，就能有健康的孩子。做完手术后，医生建议定期监测人绒毛膜促性腺激素（HCG）水平，3个月内要恢复到正常水平。

　　出院后，每个星期我都要到医院抽血检查，前面 2 个月激素水平下降还算正常，到第 3 个月时，HCG 就不往下降了，反而有上升的趋势，我虽然不是妇产科医生，但是一些常识还是了解的，HCG 没有稳定下降，持续阳性有可能葡萄胎发生了变化。果不其然，找省妇幼肿瘤专家咨询时，她怀疑我得了滋养细胞肿瘤,建议我住院进一步检查治疗。当我听到这病名的时候,就想到了绒毛膜癌,脑袋一片空白,两脚发软,感觉自己病入膏肓了。我在诊室外哭了很久,连给爱人打电话的勇气都没有,我不知道该怎么告诉他。我在路上都想好了:如果我真的得了肿瘤,不能生孩子,就离开他。带着哭红的眼睛回到家里,我故作平静地把医生的话告诉他,还给他看了妇产科教科书,问他是怎么想的。他说:"医生没有说你的病不能医治,也没有说你不能生孩子,我们听医生的话,好好住院治疗,其他的你不要胡思乱想。"

在爱人的安慰和鼓励下,第二天我就去省妇幼住院了。做了相关检查,最终确诊滋养细胞肿瘤,医生建议我进行化疗,至少3个疗程,历时大概3个月,直至 HCG 下降至正常水平。住在同一病房的一位阿姨是宫颈癌,亲眼见过她化疗的过程,她看起来很痛苦:头发都已经掉光了,每天不能吃饭,一吃东西,不是呕吐就是腹泻,面色很苍白,神情憔悴,还看不到希望,不知道自己能活多久。化疗真是对身体和精神的双重折磨。以前都是医生的角色,没有亲身体会患者患病时的心境,第一次作为一名患者,而且是一名肿瘤患者,我感受到了前所未有的对疾病及治疗的双重恐惧和对生存和健康的极度渴望。医生找我们谈话签字时,告知化疗的副作用及风险,听着这么多副作用和风险,还不知道能不能控制疾病,真的不敢做化疗,觉得那是折磨自己,摧残生命。爱人紧紧地握住我的手,叫我不要去管那些副作用和风险,只有按照医生的治疗方案,才会有希望。我懂他的意思,感觉自己满脑子想的就是我能不能挺过化疗活下去,根本不敢去想还能不能当妈妈,那是奢侈。

当爱人把我住院化疗的事告诉家人的时候,起初他们都以为我得了绝症,可能导致不能生育。我也想着他们肯定会对我有什么想法,后来家人打电话安慰我:"一定要积极配合医生治疗,治病是首要的,即使不能生孩子,我们可以去领养孩子呀。"当时听了这样的话,觉得自己真的对不起爱人及家人,我想着,他是独子,又特别喜欢小孩子,我……化疗后如果真的不能顺利生育,我们就分开,不能给他留下遗憾。生病期间,婆婆特意赶来照顾我，给我做饭。那个时候的自己感觉既绝望又幸福，绝望于这样的病痛为何会发生在我的身上，幸福于有家人陪伴在我身边，他们就像寒冬里的阳光，暖暖地照在我的心上。

虽然亲眼见过化疗给别人造成的痛苦，但到自己亲身经历时，还是苦不堪言！幸好有家人的陪伴和精心照顾，加上医生和病友的鼓励，才让我顺利度过那段艰难的日子。化疗的药物对血管和皮肤刺激性很大，为了能保护血管，我使用了中心静脉置管，像头发一样细的管子从肘正中静脉一直穿到上腔静脉，没有麻醉，只感觉全身都在痉挛。化疗药物每天需要持续静脉滴注 12 小时，滴速很慢，不能起床，只能平卧在床上。因为躺着不能看书，不能看手机，不能看电视，爱人怕我无聊，知道我喜欢席慕蓉的诗，每天读给我听，给我读报纸，讲笑话，规划和憧憬我们的未来。管床医生和我年龄相仿，她每天耐心详细地给我讲治疗方案，纠正我们对该疾病的误解：滋养细胞肿瘤虽然也是肿瘤，但恶性程度不高，治愈率很高，也不影响生孩子，只不过要等到完全康复，这需要 3～5 年的随访。同病房的阿姨把她化疗的经验告诉我，鼓励我要多吃东西，这样才能同化疗药物副反应做斗争。爱人 24 小时的陪伴，医生的耐心解释，病友的鼓励，让我逐渐开朗起来，脸上的笑容也多了起来。

在化疗的过程中，我先后经历静脉炎，便秘和腹泻、呕吐，粒细胞减少，脱发，全身色素沉着等，化疗的第二天手臂肿得像大腿一样，皮肤撑得透亮，胳膊根本不能弯曲，连勺子都拿不了，每餐都是爱人喂饭，每天爱人拿金黄散和蜂蜜给我敷胳膊，敷了 10 多天后才消肿。后来吃不了饭，一吃饭不是呕吐就是腹泻，两脚发软，根本站立不了，腹泻和便秘交替；虽然每天都是度日如年，备受煎熬，但是知道只要坚持做完化疗，HCG 就会下降至正常水平，子宫黏膜就可以恢复正常，以后正常妊娠就会有机会，就什么都不怕了，我下定决心一定要挺过化疗，每天吐了、拉了再吃，什么有营养吃什么，爱人都笑我长胖了。每天化疗打针的时候，我虽然手不能动，但可以躺在床上做瑜伽；不能看电视，可以听音乐、听故事、听讲座；每次医生护士查房都说我气色不错，恢复很快，一点也不像在做化疗。

在经过 3 个疗程的化疗后,HCG 终于下降至正常水平,医生叫我每周复查,至少半年,以后每个月复查,至少 3 年,3 年后如果 HCG 正常,就可以考虑要孩子了。在家休息一段时间后,很快我就重新回到工作岗位,经历过疾病折磨,我更加珍惜自己的家人和工作。3 年后我正常怀孕,顺利生下了大宝,5 年后顺利生下了二宝。

作为一名医生,我总是鼓励患者要战胜疾病,微笑生活,但是当自己作为一个患者的时候,这件事情做起来就并不是那么容易。现在回想起来,当初如果没有勇敢地面对疾病,没有积极配合医生的治疗,没有微笑面对自己的生活和工作,就没有现在的二宝妈妈。

这段生病经历对作为一个医生的我来说是极其宝贵的,今后,我要时刻体谅患者,热情鼓励他们,刻苦钻研医术,争取成为一名好医生。

小　　船

医师　杨擎宇

　　我和小船相识有十多年了。

　　第一次见到她，是同事带她来找我看病，她留给我最深的印象就是浅浅的微笑和幽默的谈吐。后来，小船因药物过敏住院治疗，我们慢慢熟悉起来。了解到她是高敏体质，对很多药物过敏，所以我对她格外关注。她从小体弱多病，经常住院。用她自己的话说，医院的医生、护士从十八岁到八十岁的她都认识。考虑到她病情较重，我认为需要用激素治疗，但小船对使用激素有顾虑，担心激素的副作用。我耐心做她的工作，权衡利弊，她终于同意使用激素，病情很快得到控制。住院期间，小船始终保持着乐观的心态，一如既往地和我们打趣嬉笑。

　　随着时间的推移，我和小船成了好朋友。她依旧经常来医院看病，依旧风趣幽默。

　　小船骨折了，转到上级医院接受手术治疗。我去探望她时，她刚出手术室不久，她对我讲述手术的经过及术后的疼痛难忍。住院期间，有两个小姑娘和她住同一病区。小船虽然正受着疼痛的折磨，但每天还是用她特有的风趣幽默与她们交谈，感染着两个小姑娘。两个小姑娘很快痊愈，对小船感激不尽，她们拜小船做干妈，逢年过节会来看望她，有时还接她去她们家小住。因为小船帮助过很多患者，小姑娘们有时还会为干妈认了其他干女儿而吃醋。

　　小船多年来饱受疼痛的折磨，常常因疼痛彻夜难眠。她多方打听，得知北京一家医院可以通过手术治疗但风险很大。为了缓解痛苦，她决定冒一次险。她考虑到如果手术成功，可减轻她的痛苦；如果手术失败，医生可以通过这次手术积累经验,为治疗这种疾病探索更有效的治疗方法。经过和主诊医生多次沟通,制订了详细的治疗方案,小船去北京接受了手术治疗。她住院期间,我做了个梦,梦见她回来了,穿着蓝色上衣。我给她发短信,告诉她我梦中的情景,说:"你是浴火凤凰,会得到重生。"很庆幸她的手术很成功,使她后来的生活质量提高了很多,她对手术医生充满感激。虽然仍被疼痛折磨着,但她依旧乐观开朗,风趣幽默。有朋友问她:"如果以后疼痛再度复发怎么办?"她笑着答道:"从不考虑。我的新生活才刚刚开始,我要好好珍惜,开开心心地过好每一天。"小船的主诊医生这样评价她说:"无论怎样的痛苦和病痛都无法摧毁她的生机和乐观,在苦海中,独自摇晃着,自得其乐。她的存在,便是一个生命的奇迹,一个励志的故事。"

她的乐观开朗、风趣幽默时常感染着我。我有时对她说,你是一个好患者。说她是个好患者,是因为她对医务人员有更多的理解和体谅。作为一个体弱多病、饱受病痛折磨的人,她的乐观、坚强深深感染着我。

小船虽小,渡人无数。

小船虽小,笑对风浪。

何 老 师

护士　程明艳

工作 20 多年了，接触了各种各样的人和事。有些随风飘逝得无影无踪；有些在提及另外一些人和事时总会被忆起；还有些回想起来会有丝丝的温暖。也正是这些小小的温暖，即使我在荆棘丛生的从医道路上如履薄冰，也坚持了下来。

遇到何老师是 2008 年的冬天。初次见到她时感觉她病情很重，脸色苍白，眼睛无神，有些气喘，说话声音很细，由于脚都肿了，由老伴搀扶着步入病房。当时床位很紧张，只有大病房还剩一张床，她犹豫了很久，最后在老伴的再三劝说下勉强住下。一般上午病房就像打仗一样，医生们查房，交代病情、检查治疗效果、检查药物用法等，接下来"刷刷刷"的医嘱一个接一个地"跳"了出来，护士们马不停蹄地穿梭在各个病房和治疗室间，病房的呼叫铃此起彼伏，奏着"交响乐"。几分钟内何老师的 7 床铃声响了三次，第一次是问能不能换一个枕头，使用的这个太矮了，第二次是问为什么还没有打针，第三次是要求把监护仪撤掉，感觉放在身上不舒服。除了第一个问题我立刻给她解决了外，其他的两个问题只能给她解释，明显感觉到何老师是不满意的，她的脸上没有任何表情，冷冷的。从头到尾，何老师的老伴都小心翼翼地在一旁照料着，也不间断地向我们传达何老师的各种感受和指令。住院的两三天里，小护士们都有些不情愿去她的病床，因为她会让老伴早早把护士拉去第一个给她打针，然后等护士在病房的时候去洗手间，慢慢地洗完手，脱衣服叠好躺下，用审视的眼光看着护士打针，告诉护士这里不能打，那里打漏过，反反复复几次后，大家都有些崩溃。倘若把她留到后面打针，她的老伴会在护士身后跟着，不停地催促，大家都拿她没辙。12月15日是我值大夜班,上半夜患者的病情都还平稳。忙完夜班工作我全身像散了架一样,凌晨两点病房静悄悄的,起伏的呼噜声中伴随着几声尖锐的咳嗽显得特别刺耳。吱的一声,病房的门开了,何老师披着衣服来到走廊,我的目光随着她缓缓移动,她看了看护士站的时间,出于职业的习惯,我对着她轻轻地点头微笑了一下,她愣了一下,目光很柔和。五分钟以后,厕所突然传来咚的一声,我立即冲了出去,何老师扭曲地坐在厕所的地上,头耷拉在隔板上,我大声地呼叫她,试图把她放平,平时娇小的她此时却如此沉重,我使出全身力气,勉强把她放平,立刻叫来值班的熊医生,检查了生命体征。我们合力艰难地把何老师挪回病床上,立即开始抢救并通知了家属。终于,何老师慢慢地醒了过来并及时转到了外院。凌晨三点的冬夜,我猛然发现贴身的衣服都湿透了,全身酸痛,整个手臂都抬不起来了。

后来,听说何老师做了手术顺利出院了。有一天,同事告诉我,找我好几次的人又来了,我一看是何老师的老伴。老先生把我请到一边,有些不好意思,他告诉我,何老师出院了,特意叮嘱老伴要找到我,感谢我们那天晚上的救治,感谢护士们对她的包容,虽然她不知道我的名字,但她记住了那个晚上那个护士微笑的脸。

自此之后,何老师还会时不时来病房住院,不同的是,她的性情有了很大变化,即便是实习的小护士,她都会主动伸出手来,鼓励她们在自己手上尝试。每当这个时候,我都会心一笑,因为我明白,何老师在就医过程中态度的转变正是源于微笑,是微笑缓解了医患之间的矛盾,是微笑拉近了医患之间的距离,是微笑构建了医患沟通的桥梁!

微笑是良药

护士　吕彬彬

　　一天早上查房的时候,我又一次见到一个熟悉的身影——李奶奶。她住的还是那间病房,记得上次因为血压偏高已经住进来一次,这次难道是又复发了吗,我心里有些担忧。

　　我走到李奶奶旁边,开口问道:"李奶奶,您还记得我吗?"只见李奶奶脸上露出一丝疑惑,我忙把口罩向下拉了拉,好让她能看清我的脸,她马上面露笑容,说道:"原来是小吕啊,今天是你值班啊?"我拉回口罩,回答道:"今天我是您的责任护士,负责您的输液和治疗。"李奶奶点点头,我微笑着说道:"一会儿我就过来给您打针啊,您先休息。"李奶奶显得特别开心,连声说好。因为她的血管不太容易进针,我上次熟练的扎针手法给她留下了不错的印象,今天还能认出我,我心里也挺开心。有了上一次的经验,这次我们边聊天边找血管,很快就顺利地完成了扎针。她说:"一点也不疼,还是小吕会找我的血管……"我微笑地告诉她要多注意休息。

　　在这之后的几天里,李奶奶看见我都是笑眯眯的,不忙的时候,我也会跟李奶奶闲聊几句,旁边的阿姨都开玩笑说李奶奶只要看见我就什么病都好了。其实李奶奶的血管并不是特别难扎,只是因为多次穿刺失败的经历使她紧张,取得她的信任是穿刺成功的关键。

　　一个生病的人在面对疾病时,就如同一个人在荒无人烟的原野上,孤独无助,而医务人员就是他遇到的那位仁者。在任何时候都要让患者觉得不是只有他一个人独自面对疾病,医务人员时刻都和他在一起,关心他,帮助他。

　　平常在电话随访工作中,除了一些必要的询问流程外,我还会常常查看随访老人最近的体检结果，以便更好地了解他们的健康状况，并提醒他们一些日常需要注意的事项，对于独居的老人我会请他们记下医院急救电话，方便出现状况时及时联系。因此一个电话可能需要半个多小时，一天下来，有时只能随访几个人。

王爷爷是一位80岁的老人，也是我们内科病房的老病号，他是我们家庭医生工作中负责随访的一位慢性病老人。这次的随访一如往常，通话前我已知道王爷爷因为基础疾病多而药不离身，最近体检结果显示王爷爷的肾功能指标升高。按照往常的经验，老年人的轻度肾功能异常只要多喝水或者按照平时的生活习惯注意饮食就可以，等再次复查结果出来再看是否需要处理。因为老人年纪较大，记性可能不太好，我就多问了一句是否体检结束后进行了复诊，王爷爷回答道："还没有，不知道要做复诊。"我提醒他，有时间还是要过来再做检查，王爷爷答应了。接着我们又聊了很多，王爷爷把他的病史、发病时间、用药、住院治疗等都一一告诉了我，还告诉我他只有一个肾，所以不好用药。这时我注意到他的肾功能指标，按照正常人是不需要特殊处理的，但是，一个肾就要引起注意了，而且王爷爷每天都要吃大把的药，为了让他更放心来医院复诊，知道他行动不便，我告诉他："看病时可以来找我，我带您去找医生、挂号、缴费、做检查。"王爷爷听了我说的话后很开心，就与我们约定了复诊的时间，为了使他能随时找到我，我给他留了我的电话号码。

等到约定复诊那天，他一手拄着拐杖，一手提着袋子，缓缓向我们走来，当我发现他时忙快步走过去，扶他坐下，准备去帮他挂号，他说："小吕啊，我已经抽了血了，就等结果了，我知道你忙没时间，我还能走，就自己去检查了，过来就是跟你说一声，免得你等我。"王爷爷一笑，我反而有些不好意思了，忙说："王爷爷，您的结果出来了，我先帮您拿着，等咨询了我们的专家我就给您回话，您就不用再跑一趟了。"王爷爷忙说："不用不用，我有个东西给你，这个是我自己写的生病的时间和住院的情况，你看看。"我接过那张信纸，上面是整整一页的病史，一笔一画，字迹工工整整，看得出来老人写这些肯定是花了不少工夫的，这是王爷爷对我的信任和托付，拿在手上感觉沉甸甸的,我小心地把它收进王爷爷的档案资料袋里。王爷爷笑着说:"你们这个家庭医生特别好,这样医生就能知道我们的全程治疗经过,很清楚地了解我们的病史,我们看病就怕今天是这个医生明天是另一个医生,这样总要反复回忆用的什么药、有什么病、住了几次院之类的。"王爷爷怕我听不懂,一字一句地慢慢说,我拉着他的手,笑着说:"王爷爷,我是您的家庭医生,以后您有什么事情都可以直接找我,我去帮您挂号,找医生开药,虽说开药不是我们的职责,但跑腿我可是专业的。"王爷爷满脸笑容,点头说:"那以后有什么事,可就要麻烦小吕了。"我回答说:"您别客气,这都是我们应该做的。"

微笑,让我们彼此之间的距离更近了,使我们之间的心联系得更紧了。

作为一名医务工作者,我很自豪,因为看到患者的笑容,我觉得所有的付出都是值得的,患者就是我们的亲人,而我们的微笑服务就是一剂良药。

医生的微笑

医师　谢淑娟

从小到大我都很害怕到医院,才刚到医院门口我那撕心裂肺的哭声就会响遍整栋医院大楼,特别是看到面无表情的医生和护士们,就会更加恐惧,但自从那一次以后,我不再害怕到医院了,那是因为有位医生的微笑使我不再害怕,那个微笑一直印在我的脑海里。

在一个炎热的夏天,因贪凉,昼夜吹着空调、电扇,就这样小小年纪的我病倒了,体温高达 38.9℃,人虽是清醒的,但感觉很累很累。那时妈妈带我到赣州市中医院门诊就诊,挂了号,量完体温,我烦躁又恐惧地等候着医生叫诊。终于到我了,我慢慢走进诊室,抬头看到一位老医生,正好他一个温和的微笑投向我,那微笑像是沙漠的一泓清泉,使我的心顿时安定了。我慢慢地向他讲述自己的不适,只见他的眉毛时而紧紧地皱起,眉宇间形成一个问号,时而愉快地舒展,像个感叹号。医生诊断为外感风寒,开了一些药,并嘱咐我要多喝水,还温柔地跟我说:"小朋友不用害怕,不打针的哦!"临走时他和蔼可亲地微笑着,拍拍我的肩膀,似乎是在鼓励我。那时的我已被这位医生的微笑打动了,立志以后也要当一名像他一样的医生。后来每次我生病都要求妈妈带我找这位医生看病,每次看病我都不会感到害怕,因为那和蔼可亲的微笑一直鼓励着我。微笑使人们的心贴得更近了,一个小小的微笑,就能化解烦恼。微笑是有魔力的,它虽然是一个很不起眼的动作,可是却蕴含着无穷的力量,可以化解那么多的不如意,使人心平气和、乐观开朗地面对世界上的任何困难。

时间飞逝,小小的我已经成了一个大姑娘,循着儿时的梦想,我成为一名口腔医学专业的学生,经过大学 5 年的刻苦学习,我考上研究生,进行更深入、更高阶段的研究学习。在研究生学习的 3 年中，我一直都很刻苦努力，不断充实自己，为将来的工作做着充分的准备。终于，我成为华中科技大学医院口腔科的一名医生。开始上班没多久，我接诊了一个 19 岁的女生，她要做两颗烤瓷牙，因为这个项目是自费的，价格比较贵，要三千多块钱，我告知女生后，她爽快地同意了。我用了两个小时的时间为她把制作烤瓷牙的第一次就诊内容完成了，过程中她很配合，我告诉她一周后可以来戴烤瓷牙冠，并收取了相关费用，随即女生离开了医院。没想到当天下午女生又来到了医院，一改上午彬彬有礼的模样，气势汹汹地要求退款，不要那两颗烤瓷牙冠，因为她的妈妈得知此事后不同意，说太贵了，是医院骗钱。女孩后来哭哭啼啼，大声吵闹，并在电话中与她妈妈哭诉，多人过来解释和劝解都没能让她恢复平静，后来我等她哭累了，把她带到我的诊疗位置上，用关心的语气问她："是不是妈妈发脾气，逼你这样做，并且骂了你？"她说她的爸爸是同意此事的，只是妈妈觉得贵了。我也才经历了学生时代，彼此心灵上的距离比较近，我微笑着给她安慰和鼓励，经过耐心解释，她终于喜笑颜开了。经过这件事，她又来找过我看牙三次。她说："医生，你的眼睛很漂亮，特别是笑起来的时候！"一次医患纠纷就这样圆满地解决了，并且我还收获了一名"忠实的粉丝"。

现在的医患关系如此紧张，其实每个人都可以以微笑面对彼此。无论是医务人员还是患者，当你把微笑送给别人的时候，同时也把微笑送给了自己。平凡的人因微笑而出众，穷苦的人因微笑而富有。尝试着微笑吧，无论你多么烦恼，多么郁闷，微笑可以使你变得乐观、开朗、文明、理智、高尚。尝试着微笑吧，从每一个平淡的早晨开始。

多一分微笑，就少一分怨恨与责怪，感谢微笑使我不再畏惧未来，让我懂得了追随自己的梦想，勇往直前。

一次美丽的邂逅

检验技师　张珞

　　一袭飘然白衣，一顶别致的工作帽，一个胸牌，口罩上方一双敏锐的眼睛带着可亲的目光，始终带着微笑的脸，这就是我们的形象——白衣天使。但我们不是在仙乐幻境中轻歌曼舞的天使，而是穿着一成不变的白大褂，在满是消毒水味、大小便味的检验室里穿梭，在充斥着痛苦的呻吟声和烦躁的喘息声的环境中工作。但这是我热爱的职业。

　　记得一次周末值班时进来一位身材娇小、脸色苍白的女患者，急查血电解质等项目。她伸出瘦弱的胳膊让我抽血，本来就虚弱的身体再加上她粒米未进，血管根本看不清、摸不着。患者拉住了我的手，她痛苦的表情有些扭曲，一双眼睛里充满了恐惧和无助，她的眼神仿佛在对我说，帮帮我。她弱弱地说："我的血管太细，你慢慢找。"瞬时，我的心弦被拨动了，一种最原始的感情在我心中涌动。我对她微微一笑，就拉着她的一只手一边安抚她，一边找血管，好不容易找到一丝细小血管，消毒、下针，可是却并未见血。细细的汗珠从我额头上溢出，她看出我的焦虑，苍白的脸上露出浅浅微笑，对我说："在同济医院都要扎好几针才抽得到，没事，你大胆抽。"经过努力，最后我才镇静地调整角度顺利完成了抽血。我抬起头看她时，她正满脸微笑地看着我，从她脸上我读懂了一切。当我准备挪动身体进行下一项工作时，发现自己的腿已站得酸痛了，但我感受到了一种从未有过的成就感和喜悦感。医患之间的微笑、相互信任是多么珍贵。我觉得自己变成了天使，有一种想飞的感觉，但同时被一种使命感牢牢地拴住。从此，我便爱上了这个职业，而这位患者胡老师也成了我的好朋友。

　　我们对患者微笑看似只是简单的表情，却起着举足轻重的作用。有一位退休教师由于经常尿路感染常来检验科做尿检,看到检查结果异常时总是愁眉不展、情绪低落。所以,再次见到他,我们会主动面带微笑地与他沟通,耐心解答,消除他的紧张情绪,让他乐观地面对疾病和生活。微笑是人与人之间最短的距离,是医患之间最好的语言。在我们耐心的劝导下,他感受到了温暖,终于鼓起战胜病痛的勇气,积极配合医生治疗,身体状况逐渐好转。

我们的微笑不算娇艳,但能给人鼓励;我们的微笑不算明媚,但能给人信赖;我们的微笑不算灿烂,但能给人力量。我们的微笑反映了我们的内心世界,一颗颗善良而具同情的心在不断地为别人付出,而在我们付出的背后,仍然是一张张微笑的脸。我们用执着、真诚的微笑谱写生命之歌。微笑,让我们更加美丽,微笑,是最美的邂逅!

请微笑，对方能够"看"得到

医院办公室　黄丽华

作为医院的一名行政人员，每天都要接到各种各样的电话，有咨询的，有投诉的，有致谢的，但最令我印象深刻的却是那些沟通起来并不顺畅的电话。

退休的韩老师因为家庭的原因，不得不在外地养老机构独自生活。由于腿脚不便，子女也不在身边，所以很少出门。但是她患有很多慢性疾病，每天必须按时吃药。异地就医本来就麻烦，何况是位年迈的老人。于是，在万般无奈之下，她写了一封求助信给校医院，希望可以得到医院的帮助。

收到求助信后，医院决定想尽一切办法帮助韩老师，并将这项任务交给了我。接到任务之后我思考了很多。首先，如何保证用药安全？采取什么方式给她提供帮助最合适？其次，如何实现报销的手续？最后，这样帮助她会不会存在法律上的疏漏？

虽然这种异地医疗服务在处理上有很多困难，但想到韩老师是位与自己父母年纪相当、饱受病痛折磨的老者，作为一名党员我必须帮助她。为了不影响韩老师午休，第一通电话选在下午3点，电话打了40多分钟，因为韩老师的听力不太好，也有些健忘，再加上常年一个人生活，所以有些絮絮叨叨，家长里短的琐事讲了很久。在与韩老师沟通的过程中出现一些困难，同样的话必须重复多遍，有好几次，我都想打断她的絮叨直接切入正题。当我稍有些不耐烦时，就想起了医院党委一直在开展的微笑服务活动，想起了大家分享的小故事。于是，我微笑着耐心地听着，知道了她的很多经历，体会到这位老人确实不容易，生活中关心她的人更是寥寥无几，不觉眼睛湿润了。

那次电话之后，经过多重方案计划，我和办公室的同事吴笛就开启了定期给她邮寄药物的模式。为了避免药物被雨水淋湿或运输途中的挤压，每次我们都会精心打包，用塑料袋装好后，裹上厚厚的报纸，再铺上几层泡沫塑料，最后再用防潮袋封装后装入硬纸箱，纸箱的每个角落都用透明胶仔细地封口，避免损坏或浸湿。封口前放入药品清单、用药指南和我们的点点问候，纸箱就这样载着我们的关爱向韩老师出发啦。

每次收到这些药物时，韩老师都会打电话过来感谢我们，感谢我们细心体贴地为她寄送药品，感谢我们听她唠叨，感谢我们不嫌弃她麻烦……然后又絮絮叨叨地说上半天。而这个时候，我们依然保持着微笑回应她，聆听她的故事和她的心情。发自内心的微笑也早已改变了我们的心境，因为我们知道，我们不仅收获了一位老人真心诚意的感激，也感受到了助人的快乐。

虽然和韩老师素未谋面，但与韩老师的电话之缘却让我感触良多，让我明白了微笑是一个人的最佳精神面貌和状态，是一种特殊的语言，是工作的润滑剂，是和服务对象沟通的桥梁，也是我们不断提高医疗服务质量的重要举措。

如果一个人的微笑只是一颗雨滴，千万人的微笑就是化解干涸的甘霖。在学校推行"双一流"战略、医院深入开展改善医疗服务行动的关键时期，我们全院医务工作者都能时刻保持着真诚的心态和亲切的笑容面对前来就医的患者，不断提升患者的就医体验，让基层医疗卫生事业永葆生机和活力。

微 笑 在 心

医师　马娟娟

微笑是医患之间相互信任、相互尊重的桥梁。在我刚成为医生时,知识与技能欠缺,与患者沟通时没有信心,往往以治疗为中心,查阅各种资料,向上级医生请教,总结相关的治疗方案。那时的我总以为作为医生就应该以治病为中心,当时我与患者的沟通方式死板、生硬,使患者觉得医生态度居高临下,最终治疗方案不能顺利推行,治疗效果当然是可想而知的了。

经过时间的历练,我逐渐明白与患者建立良好的沟通关系更有助于医疗方案的施行。记得 2016 年 9 月我校一位离休老干部刘老师因"间断头昏一月余"入院,因为患者高龄,发作时痛苦异常且持续时间长,口服药物得不到缓解,到校医院做保守治疗。初次接诊刘老师,主诉头昏明显、痛苦焦虑、夜难以入眠、全身乏力,尽管如此,刘老师仍然尽量挤出笑容,慢慢地讲述其病情的前因后果,字字斟酌,相当严谨。当时就被刘老师这种气场震住了,虽已年迈,疾病缠身,却依然风度犹存,不失礼仪,顿时心生敬佩。刘老师的一言一行表现出了对我的信任、尊重,患者尚且如此,我自然面带微笑,以礼相待,各种冷暖呵护至微。这种发自内心的微笑和关心,想必患者也感受到了,对我们更加信任。毕竟头昏之疾发作并非一朝一夕,如想缓解,还是需要时间和耐心以及患者本人的配合治疗。每天查房,我们总是关切地对刘老师嘘寒问暖,仔细查体,恐有疏漏,患者对于我们严谨的工作作风、温暖的查房问候也是连连称赞。渐渐地,我们和刘老师之间已不再是勉强挤出微笑的客套,而是彼此发自内心地期待对方心情愉悦,我们微笑相待,情似家人。果然,不出 7 天,刘老师的病情逐渐缓解,最终头昏症状完全消失。仔细想想,这不仅是药物的作用,更重要的是来自我们的相互信任、尊重,以及发自内心的关心和微笑,这无不是另一剂良药。

现在想想,这个病例并不是疑难杂症,患者生病,更多需要的是关心。微笑相待可以拉近彼此的距离,不再有生疏感,而发自内心的关切,则是让我们内心微笑的根本。正如梅藤更所说的,生活里的乐趣和欢笑,比药更能让生病的人觉得活着之振奋。以下是刘老师出院后在家作的一首诗,后来送到我手中。作为一名医生,得此诗一首乃是我之幸,得此心一颗乃是我之大幸。

换药室的小插曲

护士　毛冬梅

　　微笑是一个人内心真诚的表露，微笑能使陌生人感到真切。从事服务行业的我们，更需要以发自内心的那份真诚来服务于我们的患者，优质的服务并非卑躬屈膝，而是以患者为中心，有时真诚的微笑能化解工作中遇到的医患难题。

　　我曾在门诊换药室工作过一段时间，遇到过形形色色的患者。记得有一天，诊室来了一位83岁的老人，由于骑电动车致小腿摔伤来换药。一进门，就听到老人满腹牢骚："昨天换了药今天痛得更厉害了。"我就让他先坐下来检查。因为是第一次接诊这位患者，所以我常规性地问了几个问题，了解受伤的时间、过程，结果这位老人还没等我问完，就不耐烦地说："我说你这个小姑娘怎么回事，昨天都已经告诉你了，今天又问这问那，小小年纪还不相信我一大把年纪的人说的话！"然后又抱怨了一通。我明白了，原来他把我误认为是前一天换药的医生了。等他说完，我就取下口罩，笑着对他说："老爷爷，您先消消气，听我说，首先惹您生气真不好意思，其次我昨天没上班，今天是第一次看到您的伤口，所以习惯性地想多了解一下伤口情况，这样我就可以更好地帮您处理伤口，另外，您刚刚说昨天换了药之后伤口更痛了，我想问您昨天是不是走了很多路？而且我看包扎的纱布有点湿了，是不是洗澡的时候不小心沾水了？"老人没说话，只是点了点头。我仍然面带微笑地对他交代了注意事项，与此同时对伤口进行了彻底清理、消毒，并熟练地进行了包扎。这时老人开口说话了："因为骑电动车摔的，所以这两天去哪都是走路的，也走了很多路，昨天洗澡时没怎么注意保护伤口，原来伤口疼痛加重是这样产生的。"然后又接着说："小姑娘，对不起啊,真不该对你发脾气,年纪大了,眼神不好,脾气也不好,别往心里去。"我赶紧说:"没关系,只要您不生气就行了,回去多注意休息,以后尽量不要骑电动车了,不安全。"之后,老人微笑着满意地离开了。看着他满意的笑容,即使一开始被误解,我也觉得欣慰了。

生活就是这样,当你真诚地对待别人时,也会得到别人真诚的赞美,有时候甚至会有意想不到的结果。简简单单一个温馨的微笑,可以在他人的心中洒下一片灿烂的阳光,同时也温暖了自己的内心。

我有一剂良药

医院办公室　吴笛

对于工作在医院的我而言,我有一剂独特的良药——微笑!一个平凡的动作,一个神奇的表情,无声地感染着周围的每一个人,既温暖了自己,也点亮了整个世界。

从事临床工作数年,头脑里一直挥之不去的是这样的一件事情。那是我刚参加工作的第一个月,我所在的重症监护病房里住进了一位89岁的老红军,他的基础疾病非常多。初期,他一直昏迷,接受着各种各样的抢救措施。当我跟着带教老师一起给他做护理时,他的病情已经有所缓解,虽然可以勉强与人交流,但精神状况不佳。起初我认为这样一位高龄而又身患重病的老人,他的交流能力肯定是存在问题的。怀揣着一份刚接触临床工作的热情,我尝试着与他沟通,像对待每个清醒的患者一样对他微笑,并告诉他我叫小吴,我的每一个简单的操作都在微笑中开始,在微笑中结束。由于我对临床业务还不太熟悉,不能给老师分担很多工作,因此,我除了做好一些简单的基础治疗以外,其余时间里都是守在老人的身边,或是陪他说说话,或是静静地聆听属于他们那个年代的革命歌曲。他向我提起了他风华正茂的青年时代,提起他参加抗日战争时担任战地医务人员时所遭遇的情景,说着说着不禁眼眶发红……他非常专业地评价了我执行的一些操作,这时我才知道他原来也会很多医疗操作。这位老人告诉我,我每次操作前的微笑和简单的解释让他感觉很放心、很温暖,他说如今的医疗技术发展得很快,但是医生和护士过多关注治疗疾病本身,却忽视了怎样去治愈患者的内心。老人还告诉我,他在这样一个无助的时刻遇见了我,看到了我发自内心的微笑,这让他重新燃起了生活的勇气。他说我是一个真正的"天使"。从这件事情中,我不仅感受到了一位医疗界的前辈对于我工作态度的认可和鼓励,而且使我萌发了对于微笑的重新定位与思考。对患病的人而言,微笑是一剂良药!

从临床转到行政之后,和生病的人打交道的时间少了,更多的是接待患者的家属。记得刚到办公室不久,一位老师怒气冲冲地进了办公室,进门后,这位老师大声地说要投诉,没等我回答就开始喋喋不休地说起来。因为是盛夏,这位老师的额头上全是汗水,衣服也汗湿了很大一片,边说还边拿出了病历本和一些检查结果。看到这样的架势,说实话,我是有些为难的。因为初到医院不久,很多制度和规定我并不完全清楚,这时我想起了一个关键的动作——微笑。于是,我微笑着拿了一个凳子先请老师坐下,然后给她倒了一杯水,告诉她天气热,先喝点水再慢慢说,不着急。果然,老师的表情稍微缓和了一些,并且停止了大声训斥。我告诉这位老师,我刚到办公室工作不久,让她谅解我对于一些制度的不熟悉,同时请她再详细地说了一遍事情经过。在她说的过程中,我拿出了笔记本,记下了她说的内容。原来这位老师需要给她年迈的母亲办理转院手续,在办理过程中她觉得有的医务人员的态度冷淡,这让她觉得没有受到重视,虽然手续办妥了,可是觉得心里不舒服。我跟这位老师聊了一会,发现她其实并不像初见时那么咄咄逼人,反而是非常善解人意的。她说,其实患者和家属很多时候来投诉并不是真的要得到一个赢的结果,而是希望能引起医务人员的理解和重视,有的时候,仅仅是一个微笑,一句简单的话语,对于患者和家属而言,就是一剂良药!

孟子云:"医者,是乃仁术也。"这句千古流传的至理名言告诉我们,从医之人,不仅仅需要医术,更需要仁心。而仁心除了内心充满慈悲之情以外,同样需要依靠一个眼神、一个动作、一个微笑来表达。我有一剂良药——微笑,它有时比医术更能抚慰患者,更能治愈身心!

孩子，愿笑容在你心上

药师　徐春梅

接到学校精准医疗扶贫任务，医院领导指派我参加了医疗扶贫小组，和内科周主任及护士吕彬彬一起进驻云南省临翔区勐准村。

第二天我们就投入工作中，给65岁及以上的老人做体检，到村民家为他们义诊，开展用药教育及健康知识讲座等。每到一户人家，都受到村民的热情接待，我们心里美滋滋的，恨不得把全身武艺都施展出来，给村民最贴心的服务。

在出诊的过程中，我见到一个11岁的小姑娘，她满面愁容，瘦骨嶙峋，见了人就躲。据当地支部书记介绍，这个小姑娘叫小芳，因为厌食，现在已经几个月都没有上学了。周主任问了情况，对她进行了心理辅导，并对她的家人进行了辅导，我看着她，感到一阵阵心酸。11岁本该是无忧无虑的年龄，她却脸上布满阴云，眼里满是惶恐，又黑又瘦，低着头不敢与人对视，有陌生人和她说话时，她整个身体像上了发条一样开始颤抖。这究竟是什么原因呢？

后来听蒋书记介绍了她的情况：父母文化水平不高，又忙于生计，很少关心她，疼爱她的奶奶突然离世，敏感的她无法接受这样的现实，又没有得到心理疏导。慢慢地，她的笑容消失了，饭也不想吃，经常胃痛，以至于不能继续上学，不愿意与人交往。无边的思念折磨着她，她还无法理解生死的概念，"正在做饭的奶奶为什么倒下就这样不再回来了？奶奶去哪里了呢？我想奶奶，我不想活……"小姑娘喃喃地说道。

可怜的孩子就这样在痛苦中煎熬了整整两年……听了这些情况，我多想为她赶走心头上的乌云，看她笑一笑。那天，我们专程去了一趟她家，趁着其他专家在跟她父母做工作时，我绕到小芳面前，从随身的提包里翻出了一条我心爱的漂亮丝巾，悄悄地戴在她的脖子上，对她说："小芳，你看这条丝巾戴在你脖子上多漂亮呀！"爱美的天性让小芳抬起头。"小芳，你会变得越来越漂亮的！和阿姨交朋友吧，阿姨会告诉你怎样变得更美的。"她微微点了一下头，我赶忙从提包里拿出了笔和纸，请她和我交换通信地址，她停止了颤抖，仔细地在我给的本子上写下了地址。她一边写我一边说："孩子，什么都不用怕，一切都会好的！奶奶并没有走远，她在天上看着我们，她最希望的是你快乐健康地成长。这个世界除了奶奶，还有很多人都爱小芳，爸爸、妈妈、姐姐、老师、同学们，还有我们这些叔叔阿姨们！这世界还有很多很多的美好等着你，你看，清晨刚刚升起的太阳，天空忙碌的小鸟、操场上活泼的小伙伴、路边五颜六色的花瓣等，还有很多很多有趣的事情在这个世界上发生着……这一切是多么美好，他们都为你而存在，等着你去发现，你要学会感受美好，学会笑……"

我不知自己怎么突然变成了一个演说家，滔滔不绝地对她讲："一个人一辈子总会经历许多事，但是这都是我们成长过程中必须经历的，没什么了不起的，你要相信自己，肯定能变成自己愿意的样子。"第一次，她抬起了头，眼里出现了一丝丝跳跃的火星，将近半个小时的交谈让我们有了亲近感。时间有限，我们交换了通信地址相约互相写信，就这样匆匆地告别了。

在回武汉的第一个晚上，我提起了笔，给她写了一封信，我不知道一个11岁的孩子能否懂得我给她讲的话，也许信上的字她还认不全，但那个孩子太孤独了，我只想给她一点儿温暖，让她燃起生活的希望……

回到医院，我把她的情况在支部会上做了分享。支部书记薛承斌提议，我们全支部党员都可以帮助她，每月我们把她的情况在支部会上通报，大家轮流给她写信，每年两次为她捐赠衣物和学习用品，让她的生活一步步走上正轨……

在六一儿童节那天，我们为她买了一件漂亮的裙子和一些书本寄了过去，捐给她的书、衣服、文具也通过不同的途径送到了她的手中。这些也许微不足道，但我们只想让她知道，她不是那个可有可无的小人儿，有这么多的叔叔阿姨在关注她,她是一个值得期待的人,她的未来不可限量。

　　后来我跟随协和专家到达云南再次见到她,她主动与我讲话,一而再再而三地邀请我去她家,说要做她采的蘑菇给我吃,纯纯的笑容浅浅的,不经意地绽放在她的脸上……

你的笑容，是我生活的动力

医师　魏春丽

医院开展微笑服务的倡议，让我想起一个与笑容有关的小故事。

小区路口有个小小的自行车修理铺，小区孩子们的自行车坏了，那里的风爷爷会帮他们修好。第一次到来，就感觉小小的修理铺与众不同。比如，打气筒不在地上随意散放，而是插在一个自制的木架里；一面墙上钉着两排细绳，形状不一的自行车配件用自制的"S"形铁丝挂钩，有序地挂起来，一目了然；地面上面搭了一小块铁板，屋顶的雨水顺着管子流下时，能从下面流到沟里，就不会脏了鞋袜；入口处的墙角，用碎砖围成了小小的花坛，里面盛开着几朵鲜艳的美人蕉；抬头望去，露天的地方用细铁丝搭成的架子上爬着几株葡萄藤，密密的葡萄叶为进出的人们挡住了烈日，甚至还结着好几串青葡萄。在大学校园里，这是个被人遗忘的角落，只是为了方便师生，才有了它的存在。

终于见到了孩子们口中的风爷爷，一个黝黑苍老、干瘦矮小的人，常年弯腰劳作使他有些佝偻。风师傅工作专注、手艺好，赢得了大家的尊敬。医院开展为社区65岁以上的老年人免费体检，我正好做个宣传。谁知风爷爷听了，羞涩地一笑说："我还不到60岁。"这下，轮到我不好意思了，忙为自己的冒失道歉，风师傅憨厚地笑道："没关系。"因为耳疾，他的听力很差，所以声音很大。从此，我认识了这位其貌不扬的小"老头"。

不久前的一天，风师傅叫住了下班路过的我，礼貌地说："魏医生，能不能请你给我爱人量量血压？"原来风师傅不是孤身一人，旁边的一间旧房子里，租住着他的家人。三年前，他的妻子因为高血压中风，留下了偏瘫和失语的后遗症，望着这位被生活磨砺得看不出年龄的"老人"，可想而知他的妻子会是一种怎样的生活状态,我毫不犹豫地答应了。

按照约定的时间,我带着听诊器和血压计到了他的家,风师傅口中的"爱人"是一个瘫痪三年的中风患者,但她的状态却出乎我的意料,齐耳的短发、白皙光洁的皮肤、秀丽的五官搭配着鲜艳时尚的服饰,看起来比实际年龄年轻。因为我的到来,她扶床站立,热情地招呼我落座,递水果。经过了解,原来患者过去患有高血压,没坚持服药,三年前中风抢救,命是保住了,却留下了偏瘫、失语的后遗症,儿子大学毕业参加工作了,风师傅在附近修理自行车,可以抽空回来照顾她的生活。她不能说,但可以听;他耳朵不灵,但可以说。我经过一番询问和检查后,来不及感慨,先凝神履职,微笑着给出了我的建议:高血压要长期管理,中风的患者要预防再次中风;如果没条件去医院做康复,一个人在家尽可能地活动肢体,多晒太阳;应注意三餐饮食的搭配原则,血压的定期监测和服药控制……交代完毕,风师傅又拿出了他在网上买的"特效药",据说专治偏瘫,花了2000多元,已经吃了一半多了但并不见好转。我知道了价格,看过说明书后,心想这么贵该需要修多少辆自行车呀。为了不让他懊恼,我只告诉他:"偏瘫是药物治不好的,这个药有辅助作用,就像是饭后点心,以后买药前先咨询医生。"夫妇俩都点头答应,笑容挂在每个人的脸上,生活虽艰辛但他们并肩笑着共同面对。这个家庭医生我当定了。

之后,不定期家访让我常常走进那间没有窗户的小屋。简单却有序的陈设、发自内心的笑脸,常常让我感动。是呀,生活虽然不易,但是无论怎样艰辛,有爱、有陪伴,一切又是那样美好。我明白了为什么他的修车铺与众不同,为什么她容颜依旧的原因了。爱在心里,笑容就在脸上。

微笑如你，微笑如我

医师　倪小玲

19 世纪美国著名作家和诗人埃拉·惠勒·威尔科克斯在诗中说：当生活像一首歌那样轻快流畅时，笑颜常开乃易事；而在一切事都不妙时仍能微笑的人，是真正的乐观。微笑是乐观者的常用语言，微笑是爱与尊重，微笑是鼓励与宽容，微笑是感激与自信，微笑是谦让与和谐。微笑是个人修养，是魅力无穷的沟通方法。

我刚从医学院毕业做内科医生时，每天就诊的患者络绎不绝，上班一落座一直到下班，屁股没办法离开座椅，问病史使我喉干舌燥，写病历使我肩臂酸痛，还有急诊病例让我压力重重。那时候刚走出校门，一下子面对这么多压力，出门诊时不自觉双眉紧蹙，和患者沟通起来不免生硬。有一天，一位年轻患者对我说："医生您那么年轻工作时那么稳重，我对您满脸的敬佩。"还扮了个鬼脸，作了个揖。我当时忍不住笑了，他说："医生，您笑起来好灿烂，像春天的花朵。"我紧绷的神经立即放松了，劳累的感觉轻了很多。是啊，任何人，只要是微笑着，都很美啊，心理压力也随之减轻，为什么不多笑笑呢？在后来的工作生活中，我养成了微笑的习惯。随后我到校医院工作，患者就诊时，当他们面对病痛感到难受、痛苦或者没有信心时，我除了给他们诊治疾病，还在医疗工作中用发自心底的微笑和关心，适度地调节就诊时的气氛，缓解患者情绪，有时甚至开个小小的善意玩笑，让患者松开紧锁的眉头，气氛就活泼起来了。患者开心了，树立了战胜疾病的信心，我劳累的身体也变得轻松了。一位来自农村的大学生因为慢性肾炎，常来我的专科门诊就诊，他毕业时给我留下了 3 页纸的感谢信，信里最让人难忘的一句话是"医生，您的笑容给我很大的安慰和温暖，您的善良我终生难忘,将来我也要以最大的善意回报社会。"微笑因而在某种程度上可以治愈身心,广结善缘。

　　1998年我在协和医院进修,那年的特大洪水,使汉口的大街小巷淹水严重,我和另一位进修医生乘公交车辗转到达汉口中山公园,一下公交车,水就淹没到大腿了,环顾周围,心情不自觉地糟糕起来。这时走过来一位大学生模样的年轻男生,满面笑容地请我们买报纸,说是为了募捐医药费,我们每人买了一份武汉晚报,然后他又送给我们每人一份卡通餐巾纸,就在这一来一往的微笑和善募中,我和同伴心情突然明亮起来,再看看周遭,所有事物似乎也变得可爱了。

　　微笑是最美、最直接的表达方式,它简单、温和、真诚、有力,把我们吸引进来。它无须太多修饰,也无须费尽心思,更无须花言巧语,只需要轻轻一笑,嫣然一笑,相逢一笑,回眸一笑。它属于你,属于我,属于大家。它蕴涵快乐,它饱含深情,它充满智慧。给世界一个微笑,世界也会给你一个甜美的微笑。时刻保持微笑吧,你的人生从此更加美好!

微笑服务，从自身做起

医师　薛万林

一家好的医院，不仅需要良好的专业技术能力和先进的设备，还需要优质的服务质量。其中，微笑服务就是优质服务质量的基本要求。微笑服务，它不仅体现了社会文明的进步、行业服务理念的升华，也代表着每一个医务人员的基本素养。在我们医院，无论是窗口服务还是医疗诊室，处处可以见到穿戴整洁的医务人员和一张张友善、温暖的笑脸，相信每一个人都正努力践行着微笑服务的理念。

作为一名口腔科医生，本人也长期秉承着这一理念并以此严格要求自己，在践行微笑服务中深深地感受到微笑可以拉近我们与患者的距离，增强患者对我们的信任，缓解患者的紧张情绪并促进诊疗效果。在我接诊的患者中，各个年龄阶段的人都有，他们常常遭受着牙痛难忍、寝食难安的痛苦，正所谓"牙痛不是病，痛起来真要命"，在面对他们时，我和同事们总是给予最热情的微笑和亲切的服务，尽量在最大程度上缓解了他们的紧张不安。

记得前几天接诊了一位因为阻生智齿导致疼痛难以入眠的患者，经过初步诊断、拍片后告知她要拔智齿。她因为没有心理准备，也没有打麻药、拔牙及做小手术的经历而感到紧张害怕，但在我们的微笑服务及用心沟通后，她很快就认同了我们的诊疗方案并决定拔掉智齿，我们的微笑服务换来了患者的信任。一些患者还特意写来感谢信，如华中科技大学附中的李老师和退休老师丁教授就曾写来致谢信。李老师及其爱人邬教授都曾在我科看过牙病，都表示很满意。2016 年 5 月，邬教授牙痛，之前在校外医院装的假牙（义齿）已坏掉了，不能使用，并引发口腔炎症非常痛苦。他曾到口腔医院检查，医生诊断必须拔去两颗病牙，再做修补，当时已预约了时间，可是到看牙时，值班医生却以年龄大、又有心血管疾病为由，建议去综合大医院治疗。在无可奈何的情况下，邬教授回到校医院口腔科，当时我们接诊后安排邬教授做了心电图，请内科医生会诊后，干净利索地把患牙拔了，出血少，且无痛苦。李老师也曾经来我处多次治疗或补牙，通过致谢信一并表达了她对我们服务的满意。此外，退休教师丁教授在致谢信中写道，"我有过十多年戴假牙的历史，口腔已变形，非常感谢口腔科医生给我装了一副新牙，经过多次修复改造，我终于能吃上一口香饭了。"这样的案例在我们科室、我们医院不胜枚举。

在医院，微笑服务是尊重患者、为患者设身处地着想的表现。一个微笑可以拉近彼此距离，化解矛盾，也是缓解患者病痛的一剂良药。因此，从自身做起，从微笑开始，是我们每一个医务工作者的基本要求，我们要提高微笑服务意识，理解患者，用心服务。当然，也不能止于此，我们仍需要加强学习，不断提高自身的医疗技术水平和能力，真正为解除患者疾病、促进患者健康而努力。

微笑在脸，服务在心。

天使的祝福

护士　樊龙婷

　　人生的道路跌宕起伏,有喜有悲,有笑有泪,有充实精彩的一刻,有平淡乏味的一刹,更有艰难险阻的一瞬……各种瞬间组合起来,调制成各自不同的人生,谱写了不同的人生故事。

　　内科病房每天上演着各种不同的故事,从医生每一次查房,护士每一次人文关怀,患者每一张康复后的笑脸,都能让人感受到温暖与希望。

　　"祝您生日快乐,祝您生日快乐……"随着生日歌的响起,内科病房 21 床的高老师迎来了他 78 岁的生日。高老师是一名学校的退休职工,因为病情的反复,几次来内科病房进行治疗及护理,医务人员根据高老师的病情,制订了个性化的治疗方案和护理措施,高老师的病情控制得比较稳定。

　　在 12 月 8 日早晨的治疗过程中,内科护士谢辉一边为高老师进行治疗工作,一边询问他的家庭生活情况,在得知当天是高老师的 78 岁生日时,大家有了为高老师过一个特殊生日的想法,这一想法更是得到了内科病房全体医务人员的积极响应。

　　有了想法以后,大家就开始进行紧密的策划。考虑到患者病情比较特殊,身体比较虚弱,大家决定在病房内为高老师举办生日会。于是全科人员分工协作,发挥各自特长,集体绘制了生日贺卡,并为高老师订了生日蛋糕及鲜花,在中午送到高老师病床边,并齐声唱生日歌,为高老师送去温馨的祝福,让他知道自己并不孤单,有那么多的医务人员守护着他、关心着他。

　　"我从来没有这样过一个生日,这是我第一次在病房里过生日,这是一个难忘的日子,非常感谢病房全体医务人员的精心安排和平时对我无微不至的关怀!"高老师看着贺卡开心地说。高老师的女儿在一旁也露出了真挚而感动的笑容,她说:"感谢你们,你们的关爱与照护让我们很感动,你们想得太周到了,也给了我们很大的惊喜,太谢谢你们了!"在悠扬的生日歌中,在内科病房医务人员的陪伴下,高老师度过了一个简单温馨而又特殊的生日。

医务人员是天使,天使的微笑,反映了我们的内心世界。我们以微笑服务,以真诚的微笑谱写生命之歌。

药师的"法宝"

药师　刘国珍

都说医院是没有硝烟的战场,通常进入医院的人都是一脸严肃紧张,气氛凝重到让人窒息。冷漠是人们对医务人员的普遍印象,基本上不会有人把如沐春风与医务人员联系在一起。药房窗口是医院的形象展现之一,而我拥有一件至关重要的"法宝"。

有一次,一位患者拿了医生开的药之后,一脸疑惑地问我:"小医生,你们是不是搞错了,我看的是鼻子,为什么给我开眼膏呢?"我先询问了他的病情之后微笑着和他解释道:"因为鼻子的炎症需要用消炎的药膏,而眼用膏剂是所有外用膏剂中灭菌程度最高的,所以你大可以放心使用,没有问题。"顿时他就放下了所有的疑虑,并连连向我道谢。其实我并没有做什么,但是我们之间的距离仿佛一下子近了很多。

在门诊工作中经常还会碰到一些年龄较大的患者,他们不仅病情复杂,而且开的药也很多,再加上听力不佳,沟通起来就更有难度了。记得最近碰到的一位患者,是下午 6 点左右来到药房窗口的,正值白班和夜班交接的时间,大家都在繁忙地工作。这位患者看上去像是一位 70 多岁的退休教师,手上什么也没拿,很急切的样子。当时我正好在取药窗口旁边的位置,他用手势示意要跟我说话,我问他有什么需要帮助的,他的话语中夹着很重的地方口音,不过我大概明白了他的意思,是需要我帮忙找到他的处方然后去找医生。我微笑着和他说可以直接找医生,但他不听我解释,也不肯走,不停地重复着说要处方去找医生。我估计他的听力有问题,一时没办法和他解释清楚,只好问清楚他的名字后,在一大摞刚发过药的处方里找他的处方,可是找了半天也没找到。经过追问,才弄清楚草药他不想要了。因为草药处方是在东校区开的,我们都是通过微信的方式传到主校区的微信群里进行接收和处理的,所以药房并没有纸质处方。我只好跟他解释,但他也许是有听力障碍,似乎并没有听明白,看着他很着急要找医生的样子,最后我只好在微信群里找到他的处方并用笔将他的草药处方抄写在一张纸上交给他。但这并没有结束,最终我才弄明白他不是不想要,而是第二天要去喝喜酒,没有时间来取草药,所以要去找医生。费了半天劲,原来是这么简单的一件事,我跟他说明天只管去喝喜酒,后天来取药也是可以的,他这才放心地走了。

其实服务中的微笑完全源于药师健康积极的心态,源于药师的社会责任感和价值追求。为患者用药答疑解惑的同时,运用真诚、鼓励的微笑,有时会达到事半功倍的效果。关切的微笑让患者放下戒备与猜忌,从内心听取并接纳药师建议,提高患者用药依从性,以实际行动促进用药的合理性。

笑容像穿过乌云的太阳,带给人们温暖。生活中每个人都有自己的"达芬奇密码",要想读懂所有人的内心是不可能的,倘若想了解别人,应先修炼自己。微笑会使疲倦者感到放松,使失意者感到愉悦,使悲哀者感到温暖,真诚的微笑是治疗疾病最好的"法宝"。

爱上微笑

药师　叶娟

窗外传来一声响动,办公室重重的大门被拉动了。但她没有受到影响,依然端坐着,继续着本来的工作节奏,二十几岁的脸上略带笑容,那是微笑!

她做的是医院药品会计工作,与医院各科室环环相扣,只有事事做到井然有序,才能保证医院各科室的有条不紊。她时刻待命,问题处理及时准确。紧张的氛围使她学会微笑,嘴角上扬,给自己一分力量,一分从容,一分信心。她已深深懂得,唯有微笑能带着她解决难题,一路走来,她庆幸着,有微笑相伴!

眼前,她不允许自己有一丝马虎,她不敢懈怠每分每秒。她需要的是一份安静,工作节奏不被打断的安静,事实上,那种安静只能是奢望。

"这个药费有问题! 多收了钱!"严厉大声的责问,让她不得不抬头,"您交了多少钱? 我来算算。"伴随眼前散落一桌的药品,她保持原有的微笑轻声应答。

看着眼前这位头发花白的老人怒气冲冲的脸,很明显,他是在发脾气,而且脾气还挺大,当前需要的是稳定这位老人的激动情绪。她站了起来,手中拿着计算器,"您别着急,先坐下,我来看。"她一边说着,一边在药品字典里一一核算价格,她微笑地问道:"所有这些药品总价是 36.84 元,您交了多少?"

"我不知道到底交了多少钱,就是感觉不对。"老人没有坐下,说着自己的想法。

"请问您手中的是收费单吗? 可以给我看看吗?"她指着老人手上的一

个细长纸条,试探着微笑地问。

老人递过纸条,说:"是这个吗?"

"是的,这是收费室收费后给您的单据,您看,这合计是 36.84 元。"她微笑着指给老人看。

"我看不清,老花眼。"老人回答道,表情自然。

"那您看看刚刚给了多少钱,找了多少钱,再算算。"她依然微笑着向老人建议。

老人缓慢地掏出钱,她帮忙算了算,的确是交了 36.84 元。终于让老人相信没有多收费了,她心中有几分高兴,脸上还是带着那份微笑。

"为什么要这么多钱啊?"老人还是不明白,情绪倒是好了许多。

她把每种药品的价格都细细地说了一遍,她其实心里有些着急,因为耗费了太多时间,可这份焦急她不能表现在脸上,必须保持微笑。

"这也太贵了吧!"老人继续着他的疑惑,她也尽力去理解老人的困惑。

"这是什么药啊? 我从来没用过。"老人惊讶的表情足以说明一切问题,她潜意识里明白了什么。

"您有哮喘吧?"她关心地询问。

"是的。"老人回答得很迅速,声音很干脆。

"您知道怎么用吗?"她关切地问道。

"不知道。"老人迷惑地回答。

"我可以帮您打开包装吗?"她为自己之前的烦躁有一丝的愧疚,此刻她理解了这位老人的不安,顿时她不再急躁了,微笑着注视着老人。

"当然可以,可以教教我怎么使用吗?"眼前这位老人瞬间亲和了许多,说话的语调中含着期盼。

"是的,这个装置用法比较特殊,我拿出来给您说说。"她细细地讲解着各种注意事项,老人听得很认真。

后来老人满意地准备离开,她还让老人自己重复讲一次装置用法,细心进行补充强调,听到老人讲解完全正确后,才放心老人的离开。老人乐呵呵地对她说:"谢谢,今天幸好遇见了你。"

"不用谢,您若再有问题,再问我们。"她微笑着回答,看到老人离去时回头挥手及脸上露出的微笑,她感到那是一种满足,一种安慰,一种信任,一种快乐。

　　微笑,是人类的特权,带给人类的美妙是不言而喻的。

　　微笑,人类的微笑,爱上了,将是今生最大的守候!

新驿站，起航

医师　刘红玲

　　夜色降临，皎洁的月光洒满了整个学校，走在学校的林荫小道，思绪开始回到年初。那个时候怀着兴奋的心情来应聘，很幸运能够成为校医院这个大家庭的一员，开始了我人生的新驿站。光阴似箭，转眼间，来到华中科技大学医院工作近一年了，回想起这一年生活的点点滴滴，既有酸甜苦辣，也感受到了温暖。

　　作为一名年轻医生，临床经验不足，特别是对于我个人而言，脱离临床一段时间后再返回工作岗位，感觉很多基本知识都忘记了，上手也很吃力，那个时候压力很大，每天都很焦虑。然而我是幸运的，在这个大家庭中我感受到了家的温暖。科室里的每一位老师、同事都很热情，在我遇到不会处理的问题时，她们会主动帮助我，让我在处理问题的过程中成长。特别是刘承简老师，他虽然是我的上级医师，每天带着我查房，但是查房的时候他不仅专注于查房，而且很注重教我知识，让我知其然知其所以然。有时候我提的问题自己都觉得很没水平，但是刘老师总是不厌其烦地给我讲解，有新的文献、指南，他也不忘发给我让我学习。有次病房收住了一个酮症酸中毒的患者，因为不是我们组的，我没有在意。但是刘老师却细心地问我："这个患者你知道怎么处理吗？"我摇摇头，刘老师让我跟着查完房后，耐心地给我讲解了相关的知识，真正地做到理论联系实际。这让我想到了曾经在三甲教学医院求学的日子，那时候因为是学生，不用承担责任，也有上级医师传授知识，但大多都姿态很高，而且稍有不对，严加批评。以前有位老师说："等你以后自己单独上班了，基本上不会有人教你，甚至有人还希望你遇到麻烦，看你的笑话。"或许这位老师说得有点偏激，但自从毕业上班后，基本上没有人这样手把手地教我。在这里，刘老师为了更好地带我，很多时间主动向我提问，我回答不上来，他也没有批评我，而是耐心地给我讲解，有时候还亲自翻阅资料。每次我说谢谢时，他都很谦虚，微笑着说："谢啥啊，不谢！共同学习，共同学习！"科室很多疑难杂症大家都会向刘老师请教，比如50床的顽固性发热，13床的脆性糖尿病等。刘老师对超声、心电图、临床、中医等都颇有研究，知识极其渊博，临床经验十分丰富。刘老师不仅对我们医务人员热心帮助，对患者也是尽职尽责，每天查房详细地问诊、查体、分析，耐心地解释。或许这就是"医术高超，医德高尚"的演绎吧！

有人曾说，尊重上级是一种天职，尊重同事是一种本分，尊重下级是一种美德。那么刘老师用他的言传身教告诉我，什么是医德，什么是美德，什么是谦虚，什么是低调。

我喜欢科室的氛围，没有钩心斗角，没有尔虞我诈，有的是互帮互助，微笑面对。我将带着这份美好，在这个新驿站一步一个脚印，走好每一步。

爱 心 团 队

检验技师　张艳平

　　"老师,您需要我们做什么?"每一位走进检验科的人都会听到类似这样热情的主动询问。我们用微笑的态度,迎接每一位患者,给他们提供热情周到的服务。

　　每天早上,检验科最忙碌的事情就是抽血。而抽血岗位只能排班一人,但是,忙碌在抽血"前线"的人员总有三四位,这是因为其他岗位的"战友"在援助。忙完紧张的一小时,援助人员再回到各自的岗位上。在抽血过程中,总会有一些意想不到的状况。比如,有因肥胖、疾病、年龄等原因而找不到血管的,有晕血、晕针的,等等。对晕血、晕针的情况我们会特别小心,通过观察和询问了解患者的情况后,再积极采取措施。万一出现患者晕倒的情况,我们会立即让患者就地平躺,使用唤醒、呼救、心肺复苏等方法,直到患者恢复清醒,能够饮上一口温水,我们才会回到各自的工作岗位上。

　　作为一名检验科人,我感觉是幸福的。即便工作紧张繁忙,但是工作在充满关爱与互助的环境中是快乐的。不管在哪个岗位工作,忙碌、遇到难题时都不会感到害怕,因为大家都不是一个人在"战斗"。某一天的上午9点多,生化岗位工作人员正在有条不紊地处理样本,准备上机工作时,突然发现纯水机不工作了。没有纯水,生化分析仪就不能工作,一百多份样本无法处理,患者也无法在下午取到报告单。看来只能外送到第三方实验室检验了,但那样会给医院增加一大笔额外成本。怎么办?本来一个人工作的生化室一下子聚集了三四人,最后终于想到一个主意:利用虹吸原理,在高处放一桶纯净水,用几根软管引流到生化分析仪的水箱里,水箱里有水,仪器就可以工作了。这个办法还真行!最后终于按时保质保量地完成了任务。类似这样的意外事件时有发生,每当我们遇到突发情况时,第一反应不是抱怨,也不是转移责任,而是主动面对,群策群力,积极想办法解决问题,时刻将患者的利益和医院的利益放在首位,用智慧和爱来化解工作中遇到的各种困难。

检验科经常会遇到各种情况。我的一个亲身经历:十几年前,一户居民楼里发生了一起煤气爆炸事故,女主人最终被抢救过来,但全身烧伤面积达95%。由于表面皮肤损坏严重,看着让人恐惧,更不用说去触摸,这种情况给她的就医造成了极大的困难。这个情况特殊的患者有一次来到了检验科,我壮着胆子迎上去,看着她没有肤色且变形的手,挽起其衣袖,也没有发现一处完整的皮肤,皮肤下的血管更是看不到。回头再看手指,在无名指与小指间缝隙处掌心面发现一根细小的血管,通过轻柔的操作,终于采到血了。第一次采血成功,耗时10分钟。第二次来抽血,她直接找到我。当我查看先前的血管时,发现那块唯一完整健康的皮肤被移植了。怎么办?看来只能使用股动脉采血这一方法,可是,这种操作我之前从未执行过,只有理论知识。没有退路了,只能迎难而上。30多年的工作经验,这份信心我还是有的。股动脉采血的关键是需要精确定位,因为血管隐藏得深,需要患者平躺才能进行操作,注射室的同事热情地提供了床位。采血的过程仍是困难重重,由于烧伤的原因,患者的腹股沟用肉眼已无法分辨,只能通过摸寻髂前上棘,对采血点进行定位,经过紧张细致的操作,终于一次成功。之后的抽血,她都会找我并提前与我约好时间。每一次的操作都是一次考验,每一次的成功都是一种鼓励。

微笑面对困难,微笑面对患者,是医务人员的基本职业素养,也是医务人员高尚的道德情操。追求完美,让患者满意,则是在此基础上更深层次的精神追求。微笑是一种态度,爱心是一种情怀,完美地解决问题,则是在为他人奉献的过程中开出的一朵圣洁的灵魂之花。

我只是给了您一个微笑，
您却给了我那么多！

网信办　代莉莉

认识高老师是 2009 年春天，我刚刚来到校医院。记忆里高老师总是扶着比她年纪更大的李老师，颤颤巍巍地走着，高老师特别有礼貌，轻声细语，李老师既听不清又看不清，和他说话都要在他耳边大声重复。所以每次他们来挂号，我就会起身，近距离询问他们哪里不舒服，需要什么帮助等，渐渐地，我们熟悉起来。

有个冬天，我送孩子上完课，正驱车在返回学校的路上，远远地看到一位身着红色大衣的老人在寒风中似乎在等什么，又很犹豫的样子。近距离一看，是高老师。我连忙停车询问，原来高老师走不动了，想打个车。我赶紧让高老师上车，送她回去。我把我的电话号码用醒目的红色便笺纸写给她，让她有需要就打我电话。高老师一路感谢我并感叹：年龄大了，天气冷了，出门好难……

2010 年重阳节第二天，高老师在我的窗口挂完号，在衣服口袋里摸索着，我以为她又会像往日一样，拿个小饼干给我，结果她颤抖的手摸出来一张照片。她说这是她和李老师专门去照的合影，想送给我。高老师坚持写上了"送给莉莉美女！"那一刻，我觉得那不是一张照片而是一份沉甸甸的信赖和一份温暖的情怀！

记忆里还有一个夜晚，我在上夜班，高老师来了，我问高老师有什么事情，高老师说没事，你忙，转身她就走了。到了夜间 12 点多，没有患者需要帮助了，我在值班室准备休息，听见有人敲门，我以为是患者，结果开门一看是高老师，她说："刚刚看到你值夜班，想着这个点你应该在值班室了，我给你拿了一袋饼干，填填肚子。"当时，我站在那里，看着高老师手里的饼干，感动得说不出话来。

就这样，我们在细碎的关怀里感受着这世间美好的温暖，有时在挂号室，有时在住院部，有时在食堂，有时在校园的其他地方。高老师说："你的笑容很温暖。"李老师说："我们这个年纪了，别人给点帮助我们就很感动。"高老师每次"莉莉、莉莉"地喊着，特别亲切，好像我是她的亲人，而我也有同感。

转眼 2016 年 12 月，正是年底的忙碌状态。那天，我外出办事刚刚回到办公室，还在走廊上时工程师给了我一张纸，说是在他办公桌上发现的，我一看是高老师写给我的信，信上写着"莉莉，我在同济住综合楼 8 楼，情况很不好……"看完信，我赶紧打电话，眼前浮现的是近 90 岁高龄的高老师没找到我那失望落寞的身影，又焦虑又难过。2017 年 1 月 4 日早晨，我刚刚上班准备开电脑，感觉有人进来，步子很轻很慢，我探头朝外看，是高老师。她慢慢地走过来，看着我，只微笑不说话，眼神里有太多的语言，我又惊又喜，激动地上前握住她的手，说："高老师，您回来了？"她点点头说："莉莉，我回来了，是良性的不是恶性的，好高兴 2017 年我还能再看到你……以后你就做我女儿吧！"

2017 年 1 月 23 日，临近春节，忙完工作已经是 5 点多了，突然想起二老，就去住院部看看，推开门，看到二老相对而坐，正在研究新手机。是啊，我的妈妈快 70 岁也是一直没熟练地使用手机功能，何况高老师近 90 岁了。我坐下来把高老师的新手机设置好并把我的名字也储存在电话号码里，我让高老师有需要时就打我电话，并告诉她："我离您很近，我年轻，我跑得快。"

2017 年 2 月 5 日，春节期间，在医院又遇见高老师了。她穿着一件红色新棉袄，对我说："好看吗？我下面配条裙子怎么样？等我配好了再和你合影啊。"我说："好，一定很好看！"高老师不仅是个拥有良好心态的人，还是个追求完美的人，每次拍照一定要拍出最佳状态才行，她说她过去是俄语翻译，做过记者，从来没有像我们这样规律地上过班，很想如我们这样上班下班甚至加班……看着高老师边说边笑那慈祥的样子，我觉得我们像亲人。

　　人与人的相处就像是照镜子，你对对方笑，对方会回报给你笑容。如果你希望看到别人对你微笑，你一定首先对别人微笑。我和高老师、李老师之间这份美好的情缘正是这样：我给了您一个微笑，您给了我信赖、依恋和温暖！

　　谢谢您！

阳光中最粲然的那一缕

护士　樊龙婷

　　秋高气爽的某一日下午，我像往常一样做完治疗后去为患者做健康宣教，当我走进病房为43床的林老师宣教时，他正在床边和他的爱人聊天，听见开门声，他朝门口笑了笑。

　　林老师是一名退休教师，在校工作几十年，年轻时左眼是弱视，随着年纪的增长，常年累月的写作，再加上糖尿病的并发症，退休后他的右眼也接近失明了。我和林老师先从疾病开始聊起，慢慢地林老师的话匣子打开了，给我讲了很多得病后生活中遇到的问题。

　　由于糖尿病是一种慢性病，需要积极的治疗来预防并发症的发生，林老师说："要说完全不恐惧那是假的，而且现在右眼因为糖尿病也几乎失明了，本来控制得挺好，但在10月又复发了，我的心情特别糟。"讲到这里，他难免情绪有些低落，稍微停顿了一会后，他掩饰不住自己对未来的迷茫和担忧："这病目前没有根治的办法，我也不知道该如何去控制，最怕的就是对今后的生活产生别的影响。"我想，其实林老师的担忧也是绝大部分糖尿病患者的担忧，在工作中，我是他们的责任护士，但是在生活中，我也是他们的朋友。于是我打开宣教手册，用生动的图片为林老师和他的爱人讲解糖尿病并发症预防的知识，我对他说："其实糖尿病并不可怕，通过健康的饮食，合理的运动，遵医嘱积极治疗，病情就会得到控制。"林老师听到"运动"一词，顿时笑了，他满是骄傲地说："年轻时我可是运动健将，想当年横渡长江几千人，只有我坚持下来了，其实横渡长江也是有技巧的，要根据水流的方向，选好角度，才能顺利地横渡长江。"

　　林老师住院这段时间，我发现他是一个挺乐观的人，脸上时刻都挂着笑容,虽然眼睛不好,但是碰到穿白大褂的我们,他总是会主动地问一声好,我想这也许与他充满爱的家庭氛围分不开。林老师的爱人每天除了回家做饭,其他时间都在医院,林老师做治疗时她陪着聊天,讲讲当天发生的开心事,做完治疗后,她会陪着他在附近走走,夫妻俩恩爱有加。最后林老师笑着对我说:"我想努力生活来回报所有人对我的付出,我宁愿把很多事当做一种经历,即便是常人看来的不幸。其实,生活的幸与不幸,是由每个人自己的生活态度决定的。"林老师的爱人也说:"他就像是超人,以前常因照顾我或忙于工作而顾不上自己,现在,他终于能好好休息,精神状况也比以前好多了。说真的,他好,我们就好。"

我想,也许生活总是在你还没有准备好的时候给你迎头一击,但生活必将继续,只有来自内心深处的阳光,才能照亮前方所有的道路。珍惜家庭与亲人,彼此之间的信任与支持,是我们心灵的守护。珍惜我们得到的与付出的,也许正是这种人与人之间的需要与被需要,使得每个人的自我价值得以实现,成为阳光中最粲然的那一缕。

把患者放在心中，把微笑挂在脸上

药师　黄芳

　　6月份的时候，我在内科病房和王砾主任、於晓雪团队一起查房。在查房时了解到一位老年患者罗老师患有喘息性支气管炎，为改善喘息症状需要使用"信必可都保"（布地奈德福莫特罗粉吸入剂）。

　　按照惯例，临床药师在做药学监护时，对于首次使用"信必可都保"的患者，都必须进行使用装置的用药教育。当时我和同事荣朝正在耐心地指导患者，教患者装置使用的方法，提醒患者需要注意的事项。患者很满意我们的耐心指导，并表示已经明白了装置的使用及注意事项。

　　到了8月初，我被抽调到门诊倒中夜班。

　　有一天，我上中班的时候，一位患者焦急地冲到窗口，拿着"信必可都保"的装置焦急地问道："这个药我已经用了二十几天，具体多长时间我也不记得。现在摇动这个装置的话，会发出很大声音，好像里面还有药，但喷的时候没有感觉。我问了医生，医生也不知道里面到底还有没有药。这么贵的药，丢了浪费，用的话万一没有了，对治疗不利。我该怎么办？"

　　我越过药房的窗口，抬头一看，这不正是我们之前在病房查房的患者罗老师吗？可能因为查房时我穿着白大褂，戴着口罩，所以他此时并没有认出我。

　　面对焦急的罗老师，我马上意识到，要平复患者紧张的心情，就应该迅速地让他们感受到他们的问题受到了重视。我马上微笑着对他说："罗老师，您好。我参加过您的病房查房，我知道您的病情。您放心，您的事情我会帮您解决。"

　　罗老师马上有种"在医院有熟人"的感觉，紧张的心情立刻平缓下来了,他很信任地把"信必可都保"的装置递给我。

我接过他手中的装置,仔细地查看了药物使用显示的刻度,并摇了摇装置,就立刻明白了其实装置里的药已经用完了,是里面的干燥剂发出的响声引起了罗老师的困惑。

可是在患者认为装置里还有药的情况下,我不能简单地告诉他这些,毕竟我面对的老年患者是高级知识分子,要想解决他的疑虑,就必须有根有据,以理服人,以情服人,否则会引起不必要的争议。

为了不耽误罗老师用药,我飞快地思考,微笑着对他说:"您别急,留下电话号码,我去帮您确认一下。您现在先用另外一支新开的药。有答复了,我再给您回电话。"罗老师停顿了一下,也许是我微笑的面容、耐心地询问使他相信我了,给我留下了他的电话。

罗老师走了之后,我找同事进行了确认,并仔细阅读了说明书,终于在说明书的最后发现一段话,"当红色记号 0 到达指示窗中部时,吸入器将不再给出正确的药量。该吸入器应被丢弃。摇动吸入器所听到的声音不是药物产生的,而是干燥剂。"我终于找到依据了!我赶紧给罗老师打电话,告诉他说明书上的提示,并再次提醒他,长期使用时每次喷药后一定要漱口。罗老师在电话里不停地说谢谢,还说年纪大了,说明书太长,字又那么小,根本没注意。

过了一段时间,我在门诊窗口的时候,罗老师来拿药,这回他终于认出我了,他一边递给我他拿药的处方,一边不停地谢谢我。当着那么多人的面,我都有点不好意思。我只好微笑着说:"这是我们应该做的事。"我深深地感受到,我作为一名临床药师,有一种被需要的幸福感和成就感。

这件事之后,我总是不停地反思,更加认识到临床药师参与住院病房查房、临床药学工作的重要性。

一方面,随着医药科技的迅速发展,用于临床的各类药物日益增多(本院药品达到 1000 多种),加上医生的精力有限,对种类繁多的药物性能不可能完全掌握,临床药师可以填补这一空白,在工作上大有可为。

另一方面,老年患者患有多种慢性疾病,一次治疗可能就要十几种药品一起使用（不同的科室医生开的），药物的服用时间、服用方法、有没有重复用药、药物之间是否有相互作用、配伍禁忌等，这些都迫切需要临床药师来筛选、把关，为患者的健康保驾护航。

我也逐渐意识到：临床药师参与到临床工作中，与患者面对面交流，必须要脚踏实地地付出，要改变思维模式，以患者为中心，拉近与患者的距离，才能赢得患者的信任。

作为一名临床药师，我希望自己每天都能心平气和，眼神清亮，做自己喜欢的事，把患者放在心中，把微笑挂在脸上，在工作和生活中找到平衡，努力做最好自己，努力做最好的临床药师！

医患小故事

医师　刘颖

　　医患矛盾已然成为当前社会不得不重视的一个问题。有人认为是医生缺少人文情感的关怀，医患之间缺乏及时的沟通，也有人认为是在现在的社会价值观影响下医患之间缺乏必要的信任。救死扶伤始终是医生的天职，更是医生不懈追求的神圣使命，面对种种风险，绝大多数医生都应把如何更好地救治患者放在首位。

　　有一次，一名80多岁的退休老师来到门诊，他神情慌乱、茫然无措地告诉值班医生，他的岳母（后称龚老太太）已经100多岁高龄了，今天早上忽然咳嗽，不能吃东西，精神状态非常不好，不与人说话、交流，他自己也80多岁了，没办法把患者带到医院看病，这名老先生当时非常焦急，不断求助医生，询问该怎么办。由于没有见到患者本人，医生无法做出正确诊断，为了避免拖延造成患者的病情加重，值班医生审时度势，主动作为，当即建议家属请急诊医生上门出诊。家属闻言松了一口气，不停感谢我们，连声说："太好了，太好了。"然后带着医生和护士赶紧回家为龚老太太看病。

　　在患者家里，急诊医生经过一系列的检查，量血压，听心肺，结合专业技能知识，判断患者是受凉引起支气管炎。随即和家属商量，如果要到医院治疗，医疗设备和条件肯定好一些，但是需要搬动患者，考虑到患者实际年龄，以及无人照顾的现实问题，医生建议在家治疗，口服药物，并交代家属：如果病情没有好转，请随时跟医院联系。经过一天的治疗和观察，患者病情好转，家属还特意到医院专门感谢出诊的医生和护士。

　　其实出诊的医生，在事后也是长长舒了口气，对于这样高龄的老年患者，也许到医院治疗会有一个更安全的医疗环境，但是考虑到患者的实际情况,居家治疗更人性化,医生都希望给患者最好的医疗,也希望患者予以最好的配合。这次获得患者肯定的成功诊疗,离不开医生的治疗,更离不开患者的信任。

治病救人是医生的神圣职责和使命,每一名患者的成功救治,才是医生真正想要看到的,但成功的结果需要双方共同努力。信任是解决问题的良方,理解是化解矛盾的根本,沟通是成功治疗的保障,医患配合,才能真正治病救人。

蓝老师的微笑

护士　宁晓英

　　微笑是语言美、心灵美、行为美、形态美共同的生动体现;微笑是高洁、典雅、和谐、亲切的语言;微笑是柔和的灯光,温暖别人,照亮自己。在临床护理工作中,在护患沟通中,微笑是可贵的。因为护理人员的微笑能使患者消除陌生感,缩短护患间的距离。因此,护理人员面带微笑地接待患者是进行沟通的首要条件,护士的情绪和脸色能直接影响患者的感受。

　　对首次来住院的患者,我们应微笑迎接并致一句简单的问候,能给患者带来很大的安慰,增强其战胜疾病的信心和勇气。在日常治疗中,给患者一个自信而坚定的微笑,能消除紧张,打消顾虑,让患者更好地配合治疗。当患者病情好转和康复时,一个赞许的微笑,一句鼓励的话语,都能愉悦患者曾经伤痛的心。同样,患者的微笑不仅仅是对我们工作的肯定,更是给我们传递一种满意的信息。看到患者脸上的微笑,我们就能放心地工作,因为我们知道他此刻心情是愉悦的,身体是舒适的。

　　对于那些长期卧床不能说话的患者,我们更加应该重视他们的面部表情变化,因为那不仅仅只是一种表情,更是病情变化前的一种警示。让我印象特别深刻的是我们内科病房 34 床的蓝老师,蓝老师是一位 90 岁高龄的老人,2016 年 11 月 5 日突发昏迷,于武汉市三医院行头部 CT 检查诊断为脑梗死后转入我科保守治疗。送来时蓝老师是清醒的,但大小便失禁,右侧肢体瘫痪,稍微喂一点水都会呛咳,所有的营养全部靠静脉输入,生活自理能力完全丧失。蓝老师的到来立即引起了我们全科室的重视,为了增进她的营养我们给她上了胃管,为了防止压疮,我们为她用了气垫床,两小时翻身一次,及时更换被污染的床单。中风前蓝老师是个自理能力强且独立的老人,突然的瘫痪和大小便失禁让她觉得很羞愧,总是闷闷不乐,因此每次去她的病房时我都摸摸她的额头,微笑着跟她打招呼,和她说话。更换床单的时候我们都是关紧门窗,拉好窗帘,让她感觉自己是被尊重的。经过一段时间的治疗,蓝老师已经适应了当前的状态,也变得开朗多了。经过治疗,她的病情基本稳定,虽然不会说话但她能用点头、摇头、微笑跟我们交流,每次交接班的时候我们都会来到她的病床前问一声:"蓝奶奶,您今天感觉怎么样啊?"如果她望着我们微笑,就说明当天身体没有不舒服,心情也不错;如果她看着我们嘴角下拉,说明她当天心情不好,我们就假装批评照顾她的阿姨几句,然后哄哄她,她就会开心地笑了;如果她不理我们,那就说明她可能哪里不舒服,当天病情可能会有变化,要加强巡视、重点观察。

2017年7月7日的早上8点交班,我们照常交接了她全身的皮肤及管道的情况后喊她,她表情冷漠,看我们一眼就闭上眼睛,询问照顾她的阿姨得知她夜间睡眠良好,发现她的异样后我们着重观察她的情况,时不时去跟她说说话,监测她的生命体征,一个半小时后蓝老师出现了低血压性休克,我们立即给予升压、扩容等对症处理。因为发现得及时,处理得当,蓝老师的病情很快控制住了,这次的发病并没有对她造成不良后果,现在蓝老师依然还在我们病房,病情非常稳定。每次我们进她的病房时她都会把头抬得高高地看着我们微笑,还把她心爱的小毛娃娃给我们看,她的微笑让我们觉得特别安心和温暖,希望蓝老师能一直这么微笑下去。

微笑护理服务，用心呵护生命

护士 胡玉林

"用心传爱做护理，优质服务保质量。"这句话说来容易，坚持不懈地做到却很难，尤其在忙碌的内科病房，要把每个患者照料得无微不至更是不易。可是再苦再累，看到他们的病情在一天天好转，什么都值得了。

在内科病房工作的这一年多时间里，患者们面对疾病时的积极心态影响着我，让我认识到我们应该笑对生活。在我们科室长期住院的一位脑梗死后遗症失语的患者，每天早上床边交班的时候她总是看着我们微笑，这笑容是在告诉我们她很好，当然也包含着对我们的感激。这种微笑让对方也情不自禁地笑出来，当我们不能通过语言沟通时，微笑就是最好的语言。为她做护理的时候，她的儿子每次都是同一时间来看她，然后教她伸手指数数，最开始她一个不会，后来能全部正确，她听到儿子表扬她说："可以上小学，不用上幼儿园了。"露出了灿烂的笑容，我都替她感到高兴。疾病是个"胆小鬼"，当我们一起微笑面对它的时候我们就离战胜它不远了。虽然这位患者不能用言语的沟通来分享她的快乐，但是她的快乐我们所有在她身边的人都懂。

癌症是恶魔，所有人都惧怕着它，因为它太无情，作为临床工作者，我们并不能看到所有的患者都面带微笑出院，死亡是我们必须要面对的。永远记得一个癌症末期、瘦骨嶙峋的60多岁的阿姨在我为她测量生命体征时对我说："活着好累。"我当时不知道该怎么安慰她，唯有沉默。记得她刚来的时候总是一脸祥和，由于她进行过化疗，血管留不住留置针，基本上每天都要重新扎针，有时要扎几次，可是她从来不说痛，怕增加我们的心理负担，还笑着安慰我们说没有关系的。可是疾病一天天地折磨着她，以至于她说出那么绝望的话。我们所有人都不忍心打扰她，只要她睡着了，我们就轻轻地进出她的房间，生怕吵醒她，至少睡着了就应该感觉不到痛了吧。她是一个爱美的阿姨，即使腹水很严重，也要把裤子穿得好好的，我知道，她即使说出这么绝望的话，也是勇敢、微笑地面对疾病，因为追求美丽的人是最乐观最积极的。

工作中我深深地体会到：作为临床护理工作者，不仅要有丰富的理论知识和扎实的实际操作能力，更要有温暖精心的呵护和热情细心的服务。一句问候、一丝微笑、一个眼神、一次搀扶、一杯开水以及陪同患者做相关检查、指导患者循序渐进运动等，这些微不足道的事情、点点滴滴的细节都能传递护士的护理职业道德和优质护理服务。主动关怀患者，时刻以患者为中心，细心呵护每一位患者，用我们的"五心"护理服务温暖每一位患者。在完成自己的本职工作后我们会主动到患者身边，和患者聊天、宣教疾病的相关知识，做好健康教育，以便更好地了解患者所需，加强他们对疾病的认识，让他们知道所面对的疾病并不可怕，强化他们战胜疾病的信心，从而增进护患沟通，促进护患关系的和谐。

我们没有悲壮豪迈的言语，也没有惊天动地的事迹，但我们在平凡的岗位上体现护士自身的价值。我工作、我快乐，我忙碌、我幸福，让微笑永远成为我们生活的主题，让爱永远与你我同在。

误 会

护士 吴梦蝶

干护理这行，被误会和不理解是常有的事，从开始的委屈哭泣到现在已经能以平常心对待，已成为我人生道路上的成长经历。记得刚参加工作时，有一次扶一位老奶奶去卫生间，老人家问："小姑娘，我用的是些什么药呀？"我一手举着药瓶，一手扶着她，笑着说："今天早上打针的时候给您说过的，又忘记了吧？您注射的是丹参川芎嗪，这个是改善循环的。"老人说："对对对，是川芎嗪！我以前在门诊也用这个！瞧我这记性，老了老了……"老人家椎基底动脉供血不足，刚来时头晕，以致不想讲话，经过治疗加上充分的休息，现在已经明显好多了，这会儿话也多起来。但是老人上了年纪，听力不好，聊天时需要我贴在她耳朵边大声讲才能听清。隔壁床刚刚入院的一位女老师在我把老人家安顿好后，叫住我，呵斥道："小护士！跟老人家说话要温柔点！"劈头盖脸一通训，我有点懵，反应过来后又有点委屈。老人家听到后在我开口解释之前站出来为我澄清："小姑娘没有吼我，我耳朵不好，她大点声讲话我才能听到，人家还帮我举药瓶呢，小姑娘态度很好的！"在医患矛盾尖锐的今天，能获得患者的认同与支持，顿感心头一暖。女老师性格也爽朗，立刻向我道歉。

一个性格开朗的女老师搭配一个听力不好但是喜欢聊天的退休老奶奶，效果意外的好，这间病房总是充满欢声笑语，轻松愉悦的氛围也带动着身边的人。患者每天心情愉悦地接受治疗，我们每天带着微笑地给予力所能及的帮助，这样的关系算得上是医患之间较为理想的状态吧。

有时，再顶级的医术在一些疾病面前也无能为力，但是亲人的陪伴和温暖的笑容却能让患者的生命得以延长，有时再完美的护理也比不上一个温暖的笑容和一句宽慰的话语。

快乐很简单，您刚好需要我刚好在

网信办　代莉莉

初夏的五月，春意渐渐消退，东风缓缓转为南风，温柔地拂着大地，整个校园里一团团浓浓的化不开的绿，看一眼，便是沁人心脾的清凉。在这个美丽的校园里，校医院安静地坐落于喻家山下，默默地守护着全校师生员工的健康。无论工作日还是节假日，无论白天还是夜晚，总有白衣天使来来往往，总有患者匆匆忙忙。患者不用说话，感受就在他们脸上，或难受，或焦虑，或迷茫，或慌张……工作9年，我发现一个规律，如果你给他们一个眼神，他们立刻得到了鼓励，上前向你咨询问题，如果你给他们一个微笑，笑容也会立刻绽放在他们的脸上。

记得周五的一个下午，我从体检中心回来，看到一位退休老人拿着一张校园卡，一边走一边左右张望，似乎是在寻找什么，我上前微笑问她："老师，您有什么事吗？"她说："我哥哥的卡有点问题，好像要在医院哪里建档。"我听了，对她说："老师，您跟我来，我来帮您办理。"老人说："我运气真好，又遇到你了，这是第二次，每次看到你，你都是这么热情，要不是遇到你真不知道在哪个二楼。"办理完之后，老人又一再感谢，表示她是从武汉大学过来的，她哥哥80岁高龄，她也70多岁了，来一次不容易，并要了我的手机号码，说有问题咨询再联系我。老人走时，又频频回头，不断地说一些感谢、祝福的话语。

这是一件微不足道的小事，类似的事情，我相信同事们做了很多很多，本来就是我的本职工作，只不过主动上前询问她，却让老人感到如此幸运。

而此时我也很快乐，就是那么简单，您刚好需要我刚好在！一个问候、一个微笑，如初夏的一缕清风、冬日的一抹暖阳一扫你们来医院的沉重和疲惫。

行 医 心 得

医师　杨擎宇

一

前年冬天,我脚部骨折,休息了半个月后每天拄着拐杖上班。这天下午,一位妈妈带着约 4 岁的孩子来门诊就诊。我检查时发现孩子烦躁不安,全身泛发大片风团,担心孩子会出现过敏性休克,由于我科没有儿童用血压计,于是我让孩子妈妈请隔壁儿科医生帮忙量血压。儿科主任周医生拿着血压计过来正准备给孩子量血压,我察觉到孩子突然脸色发青,嘱咐家长赶快抱起孩子,周主任和孩子妈妈一起将孩子送到急救室。在周主任的指导下,经过输氧、对症处理,孩子病情稳定下来。周主任返回门诊,介绍了救治经过,我们针对这例患儿的抢救过程又进行了讨论、学习。

心得体会:皮肤科和儿科门诊做了多年邻居,皮肤科医生接诊皮肤病患儿时,用药剂量不清,经常请教儿科医生,儿科医生碰到有皮肤问题的患儿时请教皮肤科医生,我们相互学习,共同进步。现在我们虽然不做邻居,但仍然互相学习,相互交流。

二

去年一位 70 多岁的退休教师患带状疱疹,由老伴陪同来门诊就诊,我按诊疗常规,对他进行治疗。几天后,病情明显好转,我也稍稍松了口气。就在这时,老人表示患处疼痛加重,我建议老人去内科就诊,排除内科疾病。内科医生经过检查,对发现的疾病进行治疗,疼痛仍无明显改善。看着老人痛苦的面容,我心里着急,想尽各种办法来缓解老人的疼痛,但老人病情时好时坏。我又建议老人到上级医院住院治疗,也帮他联系了上级医院的专家。但两位老人的子女不在身边,外出就诊不方便,不愿意转院治疗。老两口每次来门诊复诊,在不忙的情况下,我都和他们聊聊家常,听他们讲过去的事情,讲子女的工作生活,让他们减轻心理压力。后来在我的再三劝说下,患者去上级医院住院治疗了一段时间,病情明显好转,目前基本康复。

心得体会:现在是老龄化社会,社区有很多空巢老人,他们的子女不在身边,时常会感到寂寞,出行也不便,需要我们给予更多的理解与关心。

三

一位学生来门诊要求去除面部色素痣,我对她的面部进行了检查,询问既往病史,告知手术禁忌证、术后注意事项及可能出现的问题,如可能一次不能完全去除,术后可能留瘢痕,皮疹可能会复发等。患者知情同意后,我开了激光治疗单,患者开始了激光治疗。几周后,患者来门诊复诊,对疗效不满意。我告诉她,没去除的下次还可以治疗一次。患者还是不满意,情绪激动。我看她睡眼惺忪的,便问她最近的睡眠情况。她说压力大,睡眠不好,担心学业和个人问题。我慢慢开导她,要学会放松,适当运动,调节情绪,面部问题可观察一段时间再制订下一步的治疗方案。大约交谈了半个小时,她才离开。现在,她有时会来门诊看看我,聊聊近况。

心得体会:校医院就诊患者中,在校学生占很大一部分,他们学习、生活压力很大,我们在治病的同时要多与他们沟通,引导他们以乐观、积极向上的态度面对学习和生活,这样有助于身体的康复。

微笑是最便捷的人文关怀

药师 晏琼

今年 3 月份，我在武汉市第一医院进行了为期半年的临床药学培训学习，半年时间里，我轮转了 3 个临床科室，包括肝胆外科、呼吸内科以及心内科，在深入学习专业知识的同时，我还体会到了该临床药学培训基地所倡导的医学人文关怀。其中我印象最深的是在学员中期考核时，药学部张主任提出的临床药师对患者提供药学服务时应体现出人文关怀。我们中期考核的内容是药学咨询，尽管当时各位学员都给患者提供了正确的药学信息，但对于那些病重、担心药物不良反应大、思想包袱过重的患者，我们却没有给予应有的人文关怀。张主任认为，药师在给患者提供药学服务时，应与患者营造一种轻松的服务氛围，服务过程既要展现药师的专业知识技能，也要体现医学人文关怀。

这使我联想到我院正倡导的微笑服务。微笑作为一种表情，是友善的标志，不仅给人以美感，而且可以缓和气氛、化解矛盾、摆脱困境。我们作为医务人员在工作岗位上要表现出诚恳、热情、耐心、周到，就应做到微笑服务，微笑服务正是一种人文关怀的体现。

长久以来，药师的工作模式就是在药房为患者服务，而在进修临床药师期间，我们则主要是在病区为患者提供面对面的药学服务，这对于我来说是一种新的挑战。在心内科学习期间，我每天早上都会跟着带教医师和带教药师查房，学习一些临床知识，学习对患者进行药学问诊、药学监护、用药教育等。在学习期间，对我来说最困难的是与患者进行沟通，如何得到患者的信任，如何与患者建立一种融洽的沟通氛围是非常重要的，此时，我选择了从微笑服务开始。

记得病区有一位 80 岁高龄的婆婆，她患有高血压、糖尿病、冠心病等多种疾病，入院时反复对医生强调自己头痛、四肢麻木，身体非常不适，这让我很容易就记住了她。因此每天早上查房前我都会给她量一次血压，询问病情是否有好转。我发现她有时很沮丧，有时又很热情，后来检查测评表显示她有重度的抑郁，虽然我以前从没接触过这类患者，但我觉得这是一位需要关心的婆婆。因此，每天我会微笑着给她量血压，听她讲述病情状况，听她拉家常，直至她出院。由于病情复杂，她出院时带了 12 种药回家服用，因此我给她列了一张用药说明单，并给她详细地讲解了每一种药的药理作用、用法用量和注意事项。婆婆当时拉着我的手说："小晏，谢谢你们这段时间的关心，你们这里的服务真好！"这是我第一次被患者拉着手说谢谢，我想这是对我工作的肯定，也是微笑服务与人文关怀的一次结合。

微笑是人类最美丽的表情，是最丰富而又最简单的人文关怀，是世界通用的语言。微笑服务能给人一种亲切、友好的感受，在与患者的感情沟通中潜移默化地发挥着作用。而人文关怀体现在医院的每一个角落，如患者挂号时我们耐心解答和办理，患者输液时我们轻柔地操作，患者出院时我们给予最真诚的祝福，患者蹒跚行走时我们上前搀扶等。一个动作，一丝微笑，均包含着人文关怀。只有尊重患者、关爱患者，医务人员才能得到患者的尊重，医患关系才能和谐，我们才能以轻松愉悦的心情站好每班岗！

生活里的阳光

财务人员 丁琴琴

微笑,在我看来并不只是字面上的含义那么简单,它是一个人面对生活的态度,是一种无声的亲切的语言,是人类的一种高尚表情,是生活里永远明亮的阳光。

由于我们的工作性质特殊,每天面对的都是需要帮助的人,当他们来到这里时,我们的服务态度可能就会影响他们的心情,我们的微笑也能给他们烦躁的心情带来一丝丝慰藉。

同样,来自患者的微笑也常常让我们感到温暖。让我记忆深刻的是一位长期在外地工作的老师,他每个月都会递交报销单,然后将报销金额下月转入银行卡里。由于他自己清楚报销的比例,每当报销金额转入其账户时,他都会打电话来咨询为什么和他算的比例不一样,我就找出上月的报销单帮他核实,然后再告知他具体的报销比例,倘若确实报销比例弄错之后,会在下月的报销中补给他。这样的事情发生了几次,后来他打电话就直接找我,我也耐心地帮他处理,每次处理完后他都会在电话那头说:"丁会计,谢谢啦,给你添麻烦了。"虽然事情有时处理起来确实有点麻烦,但想着自己能够帮他解决好,听着他在电话那端对我的感谢,觉得是值得的。

还有一位姓胡的老奶奶,年龄也快80岁了,我们接触几年了,虽然没有很深入的了解,但她给我一种亲人的感觉,每次看到她都是面带微笑,让人觉得很慈祥很和蔼。老奶奶很热情,前年有次来报销,老奶奶忽然开口对我说:"姑娘,你是一个很好的人,性格很好,挺喜欢你的。"当时觉得很诧异,因为我并没有为她做过什么,或者说有过接触。后来她问了我的名字,还热情地要帮我找对象,并告诉我:"你的性格很好,肯定可以找到一个很好的人。"今年明显感觉她的身体差了很多,报销的次数也多了,有时她会和我闲聊几句,每次都是面带慈祥的微笑,她告诉我她现在年龄大了身体有很多不适,经常有各种疼痛,但从她的微笑中我看不出来她的病痛,我一直觉得老人很乐观很开朗,虽然每次都是自己一个人来看病,但任何时候都带着微笑。我想她的这种微笑是发自内心的微笑,是对生活的一种乐观态度。前几天在路上看到了她,她看到怀孕的我说:"小丁啊,恭喜要当妈妈啦,一定要注意身体。"并代问家人好。看到她的微笑让我心头一暖,真的就像亲人的关心一样。

威尔科克斯说,当生活像一首歌那样轻快流畅时,笑颜常开乃易事;而在一切事都不妙时仍能微笑的人,才活得有价值。我们不仅在欢乐时微笑,也要学会在困难时微笑,微笑标志着自信和大度。微笑是一种胸怀,是一种境界。微笑不光是对陌生人,对亲人,对朋友,更重要的是对自己,曾经我也遇到过很多困难和挫折,但每次我都对自己说不能被困难和挫折打败,擦干眼泪也要对着镜子中的自己微笑着说:"没有关系,我一定可以的!"都说爱笑的女孩运气不会太差,这也是我一直相信的。微笑着面对生活,用一种乐观的态度去生活、去工作,我相信再多的困难与挫折都会过去的。

微笑给了我们战胜病魔的力量

医师 胡则林

微笑是什么？仔细想想，作为一名医生，微笑包含着一种鼓励和希望，一种强大的正能量；作为一名患者，微笑包含着一种乐观和积极，一种坚定的抗争力。微笑的力量是可以传递的，医生和患者之间的相视而笑，能激励双方勇往直前，共同努力，微笑可成为战胜病魔的动力。人若患病，尤其是重病，身体和心理就会非常脆弱，此时医生认真、周到的对待就犹如一剂良药，可给予患者莫大的安慰，同时也给予患者极大的鼓励。

案 例 一

贺婆婆住在东校区医院旁，每次贺婆婆来就诊，她都会笑着说："胡医生，现在我的病又好了很多，幸亏你们从主校区搬到了东校区。我因为这个病去了很多医院，看过好多专家教授，不仅挂号难，位置又远，也没有大的好转。那天已经没有力气跑到主校区看病了，我都已经快绝望了，恰好就进了你这个中医诊室，每次给我开完药，你都笑着鼓励我说只要慢慢地全面调理身体，总会好一些的。后来果真一天比一天好，我也总算看到了希望，到现在都快好了，非常感谢你。"

贺婆婆 2017 年 1 月 3 日第一次就诊，表现为每日痰多，黄色偏黏性，伴有胸闷及两胁肋处牵扯样疼痛，甚至做饭时只能捂腹弯腰，晚上平躺时咳嗽严重，气短乏力，食欲差。贺婆婆曾于 2001 年在同济医院行纤维支气管镜及痰培养，结果为铜绿假单胞菌 90％，2011 年在协和医院诊断为支气管扩张症合并慢性肉芽肿性炎症。贺婆婆做了右肺中肺叶、右下肺叶前基底段切除术。

中药治疗 3 个月后，贺婆婆竟吐了 2 日的黄绿色痰和半杯乌黑色血块，但牵扯样疼痛消失了。俗话说久病成良医，虽然当时家人都急坏了，她却笑着说："这是好事啊，吐出来真是太好了。"后来贺婆婆又每天自行热敷，虽然病情偶有反复，但总体比较稳定。贺婆婆终于可以走较远的路及正常生活了。

案 例 二

夏老师是一位有着 40 余年糖尿病的患者。用他的话说，现在华中大有类似病症而存活的"老家伙"已经没有几个了。他还经常自嘲道连医生都说他是糖尿病患者中的"战斗英雄"。已经 83 岁的他，生活很乐观，每天还坚持跳舞。夏老师的病情其实早已发展到糖尿病肾病阶段，他开玩笑说："胡医生，我身体都交给你了，你开药只要不是毒药，我都吃。"夏老师在我这里就诊有好几年了。但他笑对生活的态度令我感动，我们竭尽所能共同对抗病魔以延续生命。

我认为作为医生必须要有仁心仁术，作为患者也要有积极乐观的态度。微笑可以促进医生与患者之间的相互理解、支持与信任，共同面对疾病，获得战胜病魔的力量。目前还有很多疾病是无法治愈的，患者往往忍受着身体和心灵的双重折磨，医生也是束手乏策。但发自内心的微笑本身就是一剂良药，是具有治愈力的正能量，会让患者增强信心，克服惶惶不可终日、怨天尤人的消极情绪。曾经听患者讲述过这样的例子：有 4 个癌症患者住同一间病房，病情最重的患者，每天都开开心心的，积极乐观地对待生活，寻找各种适当的方法和药物治疗疾病，直到现在还健在。而那个病情最轻的患者却整日忧心忡忡，消极低沉，病情发展很快，反而早早离开人世，令人惋惜。因此，笑在人们日常生活中非常重要，不管是微微一笑，还是开怀大笑，都可以让我们紧张的情绪得以释放，就像俗话说的"笑一笑，十年少"。愿我们每个人都可以微笑面对人生！

笑意明眸

护士 胡娟

转眼参加工作20年了,恍然如昨。来到校医院看见的第一张微笑的面庞,是位安详的老太太。老太太参加学校老年活动中心组织外出活动,在路边不小心绊了一跤摔倒了,枕骨大孔疝,压迫呼吸中枢,刚一送到医院,没多久就去世了。她的儿子本来2周后会从美国回来探亲。我默默地在她旁边整理着抢救车,看着她花白的头发,微笑的面庞,仿佛只是安然睡去。我第一次在医院遇见死亡,既不狰狞,也不哀伤。于她而言,宁静中透着美好。于我而言,不禁诧异:笑对死神,着实奇妙。

死前能笑的人,生时是什么样的?应是矜持而平和的,淡定而从容的,犹如河流从高处山川流到了河道最宽阔处,柔缓而安静。怎样才能活成这般?从某种意义上讲,能笑,能在不好笑、不想笑的时候还面带着微笑,是种能力。而在痛苦中挣扎着还能平静地微笑,更是种修行。逝者尚且如此,生者又当如何?

微笑是一种力量,它能驱散心头的阴霾,能沐浴快乐的阳光;微笑是一种力量,它能化解纠缠不清的仇怨,让曾经的伤害变成遥远的过往;微笑是一种力量,它能经受住生活的种种磨难,让你变得更加坚强;微笑是一种力量,它能从容地对抗屈辱,让你尊贵的头颅高昂!

微笑是一种善意与友爱的力量,发自内心的微笑,能消除一切愁怨和忧郁,让人心旷神怡。微笑传递的信息,是善意,是鼓励,是友好,是开心。

微笑是一种宽容与豁达的力量,微笑着面对隔阂与误解,微笑着面对怨恨与伤害。敞开尘封的心胸,让狭隘自私淡去;放飞自由的心灵,让豁达宽容回归。

微笑是一种尊严与智慧的力量。面对蓄意的诋毁与嘲弄,不需要失去理智的争执,也不需要失去风度的反击,保持微笑,这是一种修养,也是一种尊严。哲学家苏格拉底曾说过,决定自己心情的,不在于环境,而在于心境。

紧张而忙碌的工作容易让我们逐渐失去激情与欢乐,工作与快乐不再画等号,越来越多的人开始抱怨工作,抱怨生活。

作为临床工作人员,直接面对患者,无论工作中遇到怎样的困难,也不要总是紧锁眉头、拉着脸,这样会使自己的心情更坏,而应试着用微笑化解工作中的压力,将自己心里的阴霾一扫而空,给自己一种轻松愉快的心情。既然不能改变工作性质,但可以改变自己。渐渐地,我开始将自己的人生阅历和临床经验糅合在一起,为患者做健康宣教,注重人文关怀。慢慢地,我也摸索出一套与患者沟通交流的方式和方法。

予人快乐,予己快乐,何乐而不为? 正如"赠人玫瑰,手有余香"一样。海明威说过,每个人都不是一座孤岛。其实,在与患者的沟通和交流中医生也能学到很多东西。我看到了很多善良孝顺的子女,也看见了逝者弥留之时的很多不舍亲情,更看到了贫寒中的温暖。有时候,看到格外困难的学生和老人,也默默地尽量给他们在能力范围内稍微减免点费用,现实是残酷的,但我相信人心是暖的,我们的关怀也是暖的。

虽然我们的工作很平凡,但正是那一抹笑容给平淡的工作增添了亮丽的色彩,也让我们与那些患者结缘。微笑是一种境界,始终微笑着为患者和社会服务也是一种境界,而将慈怀悲悯和微笑服务内化于心、外化于形则是服务行业的最高境界。

保 持 微 笑

护士　向念

　　微笑,似蓓蕾初绽。真诚和善良,在微笑中洋溢着芳香。微笑的风采,包含着丰富的内涵。它是一种激发想象和启迪智慧的力量。在顺境中,微笑是对成功的嘉奖;在逆境中,微笑是对创伤的理疗。我认为,微笑,是人们用以表达内心的一种方式,它可给人以欢欣,给人以安慰,是自我感情的抒发。

　　如果说,有一种力量可以让人坚忍不拔,那就是微笑的力量;如果说,有一种力量可以让人自信满满,那就是微笑的力量;如果说,有一种力量可以让人心头一暖,那也是微笑的力量。微笑是人与人之间最直接的表达,是传达感情最直接的方式。微笑,一个简单的表情,却能给人前进的力量、生活的信心和心灵的慰藉。

　　"你好,请问有什么事啊?""你好,有什么要帮忙的?"……一走进内科病房的大厅,听着充满关心的话语,看着面带微笑的护士,不论是急得焦头烂额找不到病房的亲属,还是因病痛着急求医的患者,都会不自觉地放慢语速,甚至是还以微笑,心平气和地听着护士的解释和接受护士的帮助。困难解决了,临走时也不忘微笑着说声谢谢。

　　正是这简单的浅浅的微笑,架起了我们与陌生人之间的桥梁,使他们感到了信任和担当,也更加坚定了他们"有困难找护士"的信念。西方有一句谚语,"只用微笑说话的人,才能担当重任。"可见微笑的力量是巨大的。

　　在工作中,因为微笑与一位年近八旬的老爷爷成为好友。记得第一次看到陈爷爷的时候,他是在女儿的搀扶下走进病房的。我用我的微笑接待他,耐心地为他办理入院手续,带他进入病房后简单地介绍自己,受病痛折磨的陈爷爷也不禁向我回以微笑。此后的每一天,我走进病房都会用微笑面对陈爷爷,因为这个习惯,让陈爷爷记住了我的名字。不久后陈爷爷出院了,出院当天我因为轮休没有上班,事后听同事告诉我说陈爷爷临走的时候还问过我。出院后的几个月,陈爷爷也来过医院看望我,他紧握我的双手微笑着,我也微笑着,感到很开心。微笑带来快乐,微笑带来友谊。

曾有人说,阳光和鲜花在乐观的微笑里,凄凉与痛苦在悲观的叹息中。没有微笑的时光,就只有叹息的苦闷。人生像一场奇妙的旅途,重要的是过程而不是结果。因此,同样的旅程,同样的终点,我们没有必要一路紧皱眉头,一路唉声叹气,更没有必要将伤感紧紧锁在心里。请给自己一个微笑,也给他人一个微笑,因为微笑可以化解心中的哀怨,可以让人重新树立信心。

让我们时刻保持微笑吧!

行医之人笑的艺术

医院办公室　吴笛

　　笑是一种很神奇的表情，在不同人的脸上显示出不同的效果，在不同的场合表示不同的含义。绝大部分时间笑都是表露开心的方式，是能让其他人同样感受到喜悦的途径。但有的时候，笑反而会引发不必要的误会，有的甚至会惹祸上身。对于从事医疗行业的人而言，怎样去笑，何时该笑则更是一门艺术。

　　我是一名医院的行政管理人员，经常接到各种各样的电话。有一次，接到一位患者打来的投诉电话，电话里的这位患者非常愤怒。她认为在她病痛的时候，为她看诊的医生不应该和她开玩笑，并且露出让人费解的笑容。她认为她没有得到医生的尊重。这件事情不禁让我反思，行医之人到底应该如何把握笑的时机和程度呢？

　　最早接触到有关笑的反面教材就是小时候看到过的"郑袖掩鼻而笑"和"烽火戏诸侯"的故事，郑氏和周幽王都因为笑而不得善终。虽然只是一个简单的面部表情，但在行医过程中，适时适当地展露笑容却是一门学问。

　　医疗行业是一个温情的行业。说它温情，是因为对于任何人来说，伴随着生老病死而衍生的情感都需要得到慰藉。处在病痛中的人就好比是沙漠中独行的人，满眼所见皆是黄沙与枯骨，苦苦追寻生命的绿洲。医生就如同沙漠中突然出现的引路人，可以指引迷茫的人找到延续生命的源泉，能够为无助的人提供战胜恐惧的能量。想象这样的两种方式。第一种：沙漠中微弱气息的人抓住引路人的裤脚，希望能得到救援，而引路人只是冷冷地牵动嘴角，指着一个方向说："自己朝那边走。"第二种：沙漠中微弱气息的人抓住引路人的裤脚，希望能得到救援，引路人微笑着指引他到达目的地。试问即使这两种方式最终都找到了绿洲，沙漠中的人心情会是一样的吗？当人处于病魔掌控之中时，从医者一个适宜的笑容就像绿洲中的甘泉一般滋润人的身心，让人心情舒畅。

医疗行业是一个严肃的行业。说它严肃，是因为对于世间万物而言，生死从来都是神圣而严肃的事情。就拿笑这个表情来说，虽然在很多场合可以解决一些问题，然而生活中的有些场合，比如面对死亡时，笑容却是禁忌，因为任何对于生死的亵渎都是对生命的漠视。做任何事情都需要掌握分寸，笑也是一样。由于职业的特殊性，医生面对的都是需要得到救治的人，他们的心理更加脆弱和敏感，他们渴求得到关怀，不希望得到歧视。因此从医者应思考如何笑得适度，减少不必要的误会，让笑容真正能成为医治患者身心的良药，而不是阻碍医患沟通的屏障。

对于从医者来说，笑是一门艺术。笑得合宜，治愈心灵；笑得不宜，漠视生命！

微笑，是一种生活态度

药师　薛承斌

　　2015 年我去美国学习工作了半年，美国人给我的第一印象就体现在他们的微笑上。第一次入境美国，被海关拦住需要抽查行李，心里确实有点紧张，但海关小伙的一句"我们只是看看，别担心"，再加上他的一个微笑，顿时让我轻松了不少。我才发现这里不管是老朋友还是陌生人，不管我是否在与他们交谈，只要视线落到他们身上，哪怕是无意的，热情的微笑便跃然脸上了，好像早已准备好了似的。自然、恬静、真诚中透着关切与尊重。

　　飞机上，空姐的微笑不必惊奇，但当邻座的美国人点头道声"你好"时，才会感到特别温暖、亲切。马路上、公园里，总是可以看见他们亲切的微笑，伴随着热情的问候："你好""你好吗？""我能帮助你吗？""认识你很高兴"……

　　我工作的地点是一所大学。清晨会遇见行人主动向我道一声"早晨好！"或"你好！"同时微笑致意。校园里，迎面的老师会扬起手臂，大声与我打招呼，老师和学生的微笑无处不在，走进图书馆，图书管理员的热情微笑让人忍不住想和他（她）聊上几句。正在读书的学生，视线偶然与我相遇时，也会先露出微笑打一个招呼，再埋头继续读书。

　　在美国，汽车给人让路是众所周知的。出于习惯，每到路口，我总习惯地躲在一边，让汽车先行。但值得赞叹的是，车主每次总是微笑着示意让路给我，几次三番，也便"恭敬不如从命"了，但我也不忘给车主挥挥手微笑着表示感谢，这种相互礼让和尊重确实让人心情轻松、愉悦。

　　到美国的前几天，我还表情严肃，保持矜持。几天下来，就被美国人的微笑感染了，表情放松了许多。面对美国式的微笑问候，我也能积极地回应了，有时候甚至可以主动微笑并打招呼。

美国人习惯于表达感情，热情溢于言表，微笑已经成为美国人生活中的一部分，这与他们从小接受的教育方式有关。美国人教育孩子向来是以鼓励、夸奖为主，很少有呵斥，从小学到大学，从课堂到家庭，孩子无不在微笑、赞许声中长大。孩子把赞许、微笑当成一种行为方式传承下去，就形成了全社会的赞美文化、微笑文化。我觉得这代表的是他们对生活的一种乐观态度，一种个人素质的具体体现。

因为微笑，语言自然就有感情。当每个人都在微笑时，我想再严肃的人也会受感染而微笑起来，因为这种轻松愉悦的氛围是每个人都愿意的。当大多数人都在微笑，或者微笑已经成为一种习惯时，那不愿意微笑的少部分人同样可以受感染，被鼓舞。美国人出入公共场所用得最多的语句是"对不起"或"谢谢你"。美国人问路和提问之前，首先要说句"打扰一下。"走在明尼苏达的街上，一位女士和我擦肩而过，本来是我的背包碰到了她，可是她却说："对不起。"当我表达歉意时，她反而说"谢谢！"我们不缺微笑与感谢，但要养成习惯才是最重要的。有些时候，不要把"内向"当作深沉，不要把"外向"当作轻浮。我们要改变自己的表情，微笑起来；我们要改变自己的话语习惯，要把感谢挂在嘴边；我们要改变自己的心态，用欣赏的眼光看待一切。

我们医院现在正在开展"微笑服务""语言处方"活动，这是提升医务人员素质的一种方式和手段。微笑从自己开始、从家人开始，延伸到同事，最后到患者，这是相当重要的。当患者带着病痛而来，首先看到的是一张微笑的脸，会倍感亲切，同时会化解患者一部分的焦虑与痛苦，使患者信任医院，信任医务人员，从而能消除很多矛盾和很多疑惑，甚至是一场医患纠纷。微笑是通用的世界语言，它传递着亲切、友好、愉快的信息。微笑并不费劲，却能产生无穷魅力。微笑服务具有先入为主的特点，对医患双方接下来的沟通和交流有着较大的影响。一旦患者对医务人员产生了不良的第一印象，医务人员也就失去了患者的信任，这对接下来的治疗与护理工作是相当不利的，而且要改变这种不良的印象十分艰难。所以说，每个医务人员面对患者时送上一个微笑是相当重要的。

可以说，微笑服务是满足患者精神需求的重要方式之一。对医务人员而言，微笑服务不仅是自身文化素质和礼貌修养的体现，更是对患者的尊重与热情的表现。只有尊重他人，才能得到他人的尊重，才能使诊疗服务在良好的气氛中进行，从而赢得患者的认可，获得良好的诊疗服务效果。这样，微笑服务不仅让患者感到满意，我们自己也能身心愉悦，又能为医院赢得声誉，何乐而不为呢？

假如我是患者

医师　杜建明

　　治病救人是医生的天职，患者永远是我们临床医疗工作中的主体，如何为患者提供优质、高效的医疗服务，自然也就成为医院工作的重中之重。我们医院坚持顺应时代潮流，从就医环境、服务质量、后勤保障等各个方面着手，一直为使患者得到更称心、更满意的医疗服务进行不懈的努力。然而，随着人民生活水平的不断提高，法律意识日益增强，特别是市场经济对医疗行业的冲击，医患关系变得紧张起来。面对越来越多的医疗投诉、医疗纠纷甚至是医疗官司，从医者都在慨叹：如今的患者真是越来越难"伺候了"！行医难，难于上青天！而患者亦振振有词：现在的医院大都唯利是图，根本不顾百姓死活！有时候不经意听到这样的议论，身为医生，我们会觉得委屈，甚至是心寒。但慨叹之余，我们是否应当学会换位思考，将心比心，急患者之所急、痛患者之所痛呢？这样更能体会患者的心理，更能消除彼此之间的误解与隔膜，从而改善医患关系。

　　假如我是患者，我又会怎么想呢？

　　假如我是患者，疾病让我虚弱，焦躁让我彷徨，煎熬让我憔悴。医生，是我唯一的依靠，是我重获健康的希望。每一次，帮我处理伤口时，希望您不只是把它当作一个伤口来医治，因为它牵连着的是一颗跳动的心；每天，到我病床前时，希望您不只是在病历上写下寥寥几字，因为您一句嘘寒问暖的话语、一句贴心关怀的鼓励，都会是我继续与病魔抗争的动力。医学博大精深，有时可能由于医学知识的欠缺而造成误解，有时可能会出现不理解甚至不理智的情况，有时可能因病痛难忍而大发脾气，但这全源于一颗渴望健康的心、一份急于求助的期盼！

通过这样的换位思考，令我体会到将心比心地为患者着想，从心出发来改进我们的服务质量。当然，患者有千百种，我们的服务不可能千篇一律，传统的生物医学模式也正在向生物、心理、社会医学模式转变。只要我们一心为患者着想，以优质的服务、现代化的诊疗手段，还患者健康的体魄，以和善友好的态度、亲人般的微笑和关怀给患者心灵的慰藉，相信所有的患者都能满意而归，那时候，和谐融洽的医患关系就不再是一句空言了。

口腔科作为一个特殊的医技性科室，在门诊工作当中，有着自己的特点。大多数患者就诊时间长，加上就诊时的恐惧心理，他们对服务质量的要求自然会更高。面对这些难题，我们进行了一系列的努力：改善候诊及就诊环境，注重术前谈话知情同意，开展无痛治疗，使用先进器械缩短就诊时间，举办学术活动提高诊治水平，取得了良好的效果。记得有一个股骨头骨折的患者，牙痛就诊时不能坐上牙椅，我们就特地为其找来硬板凳，为免患者移动之苦，我们的医生站立进行治疗，护士拿杯为她接口水。最后，解决牙痛之苦的患者满怀感激之情满意而去。这样的事例不胜枚举，相信不久的将来，口腔科必将迎来医患双赢的良好局面。

当你微笑时

医师　叶坤妃

当你微笑时，整个世界都在与你一起微笑。看到这句话的时候，我的嘴角莫名地上扬了一下，想来也许是想看看世界微笑的样子，心里顿时明朗许多……人与人之间、人与社会之间的沟通，不外乎就是语言和肢体语言，在我看来，微笑就是最美的肢体语言，它的力量，纯净而伟大。

微笑，是一种态度，是工作态度，也是人生态度。在门诊工作时，经常要面对婴儿的哭闹、孩童的打闹以及家长的嘈杂声音……而我们，依然保持平和，微笑着对待每一位家长和孩子，耐心地解读接种程序，不受环境影响，保持这样的心态，只因对工作的负责，对孩子的负责，由此换来的是安全接种和家长的信任。不同国家使用不同语言的孩子，一句"nice doctor！"就会让我们甚为欣喜。尚不会言语的婴幼儿，也会被医务人员的微笑所感染，脸上纯净的笑容就是对我们工作最好的回报，因为，这是世界上最干净的笑容。

微笑，是一种力量，是可以感染和传递的力量。社区卫生工作常常需要我们主动跟居民联系，在电话接通的第一时间，居民们往往很谨慎且不信任我们，但家庭医生们依然用自己亲和的语气、微笑的问候化解了一次次质疑。常有的场景就是，居民从电话接通瞬间的不信任，到最后电话结束前变成了我们的"小粉丝"，双方虽并未谋面，却从电话的另一端感受到了真诚，这也见证了微笑在医患沟通中的力量。

抬头微笑是一种心态，低头看花是一种智慧。做人做事如此，医患沟通亦是如此。在面对患者的痛苦时，我们给予同情、理解和抚慰；在面对患者的信任时，我们给予微笑、肯定和鼓励。医者，医的不止身体，还有心理。

正如医生在西方最早是起源于牧师的职业，两者在面对寻求帮助的人面前，有异曲同工之妙。就如特鲁多医生的墓志铭所言：有时去治愈，常常去帮助，总是去安慰。这就是医生的职责。

医者仁心。一个温暖的笑容，一声亲切的问候，一句鼓励的话语，就能让全世界为之温暖。世界本不缺爱，也许是当下的医患环境让很多医护工作者竖起了保护的屏障，戴上了淡漠的面具，但是在面具之下，隐藏的是一颗颗仁爱之心，我相信，在疾病面前，医生永远是那个为你"披荆斩棘"的人。那么，我们何不一起微笑面对呢？

医者的大爱和情理之心，正如冰心所言，爱在左，情在右，在生命的两旁，随时撒种，随时开花，将这一径长途点缀得花香弥漫，使得穿花拂叶的行人，踏着荆棘，不觉痛苦，有泪可挥，却不悲凉！

微 笑 说 明 书

药师　王雅玲

微笑,嘴角轻柔地上扬,从某种程度上来说是一种最温柔、最温暖的礼貌形式。微笑,更像是一剂不苦口的良药,能将身上的负面情绪全都清除,排出体外,留下一片灿烂。如何才能正确使用微笑这剂良药呢? 对了,看说明书。

微笑说明书

【药品名称】微笑。

【英文名称】smile。

【汉语拼音】wēi xiào。

【主要成分】友好、真挚、温暖、自信。

【性状】本品无色、无味、有形。

【规格】理解的微笑;温暖的微笑;友好的微笑;真挚的微笑。

【适应证】焦虑患者;咨询用药患者等;失望无助患者。

【用法用量】应根据治疗目标和患者的治疗效果进行剂量的个体化调整。

1. 焦急患者的治疗:我们可以给予理解和友好的微笑,表示对患者的焦急等待的理解,并对患者进行友好的微笑服务。

2. 咨询用药患者的治疗:我们可以给予友好、真挚、自信的微笑,详细了解患者的需求和具体情况,然后给出专业的个体化给药方案。

3. 失望无助患者的治疗:我们可以给予温暖的微笑,伸出援手,给予帮助。

【不良反应】"微笑"使用过程中,极个别的会让人产生误解以及一些麻烦,但经过解释,一般情况下不良反应都能得到缓解和消除。

【禁忌】

1.已知对本品中任何成分过敏者。

2.丧礼或葬礼上禁用。

3.重大事故现场慎用。

【注意事项】

1.残障患者:这类人群对本品的敏感度一般较高,一定要正确使用微笑,准确把握药品的剂量。建议从最小剂量开始使用,维持一至两周或更长时间后,可根据病情逐渐加大剂量,直至最大有效量,以期产生最大的正向作用。

2.颜值较高患者:建议从小剂量开始使用,避免过量使用。

3.儿童患者:这类人群普遍对本品吸收良好,可以长期持续使用。

4.老年患者:某些老年患者对药物的敏感性更高,特别是年龄大于65岁时是一个易感因素,因此本品在应用于老年人群时应谨慎。建议从小剂量开始使用,维持一段时间后,再根据治疗效果调整至适宜剂量。

【药物相互作用】

1.关怀、照顾、帮助等能与微笑产生协同作用,能增强治疗效果。

2.烦躁、愤怒、冷落等能对微笑产生拮抗作用,降低治疗效果。

【药物过量】本品过量偶有咳嗽、头痛、腹痛等症状,鲜有笑掉下巴、笑岔气等症状。尚无特殊治疗药品,一旦出现药物过量,患者应根据需要积极采取对因治疗及支持性治疗等措施。

【作用机制】

1.微笑能促进内啡肽、自然镇痛杀伤物质和5-羟色胺的释放,这三种物质可以让我们感觉更好。

2.笑能增加血液和唾液中的抗体及免疫细胞的数量,还能让副交感神经兴奋,降低肾上腺素水平,缓解疲劳。

3.美国罗马琳达大学的研究者发现,微笑能降低皮质醇等压力激素的水平,不仅能降血压,还能减轻其对大脑海马区(主管记忆)神经元的损伤,增强记忆力。

【有效期】无限期。

【保存方式】挂在脸上。

【批准文号】国药准字 HUST00001 号。

【生产企业】华中科技大学医院药剂科。

微笑每一天

护士 叶志英

微笑是一盏大海上的引航灯,给人希望,给人力量;微笑是一缕阳光,能够穿透乌云,温暖大地和生灵。有首诗这样写道:微笑,哦,微笑,只要你微笑,便有无数微笑回应你的微笑;只要你微笑,生命就充满欢笑。

记得我去年刚接手设备管理工作,因为要去办理放射诊疗设备的相关证件,经常要去洪山区政务中心交材料。第一次去的时候我非常紧张,对于一个护理管理者来说,对于设备管理我是一个门外汉,放射设备相关的法律法规、管理知识很欠缺。当我拿着资料等待叫号的时候还在思考时,工作人员已经叫我的号了,我当时脑袋一片空白,只能微笑着应对。我把资料递给接待我的一位工作人员,她头也没抬一下,不耐烦地从我手上接过资料,匆匆看了一下就丢给我,对我大声说道:"2015 年的资料怎么到现在才拿过来呢,怎么不按照标准放呢,去把资料整理清楚再拿过来,而且里面还差设备的预评报告和控评报告内容。"我只能小声说了一句对不起,轻轻地问道:"什么是预评报告和控评报告呀?"她听了很不高兴地说:"你不会自己到网上去查,连预评报告和控评报告都不知道,你是怎么管设备的?后面还有很多人排队,我没时间。"我只能灰溜溜地拿起资料回到等待区重新整理资料,她又叫了下一个号,我心里很不好受,心想这个人服务态度这么差,我当时很想投诉她。可是转念一想,以后经常要来办理公务,就打消了投诉的想法。我就拿起手机在网上查设备管理资料,终于明白了什么是设备的预评报告和控评报告。过了半个多小时,看窗口人不多,我又鼓起勇气笑脸相迎跑到她面前,反复跟她赔礼道歉解释了一番,她终于告诉我怎么处理。两个小时之后,我才拿着资料从政务中心走出来,在回学校的路上,我还在想现在到政府机构办事真是不容易呀。第二天上午我又去了政务中心,当叫到我的时候又是那个工作人员,我马上微笑面对她,她对我还是不冷不热的。但是我坚信只要我微笑着对待别人,会有收获的。第三天、第四天、第五天……每次过去办事都碰到她。后来,我的事情终于办成了,也和那个工作人员成为朋友。

作为一名医务工作者,我充分认识到应超越患者的需求,患者没有想到的医院要为患者想到,患者还未说出来的要求医院先予以满足,患者感到舒心就实现患者满意的最大化,这就是医院服务的最大心愿,所以,满足患者的需求就是医院生存的最大理由。如果患者不满意,医院首先应在自身服务上找原因,不能责怪患者。提高员工素质,用心用情善待患者,并落实在每个医务人员的工作岗位上,落实在各自的行动之中,患者的需求,无论难易,我们都应努力去做好,只有更好,没有最好,决不让患者失望。

一个和善可亲、见多识广的人,无论在什么岗位上,都会感到周围充满着愉悦与和谐,秘诀就是善待每一个患者,让患者都满意。用微笑这种美丽无声的语言,以放松和坦然的心态面对患者,多些真诚,多些和善,用热情去关怀、去交流、去沟通,给患者送上春天般的温暖;少些冷漠、少些牢骚、少些刺激的语言。

著名的音乐家谷建芬的歌中这样写道:请把我的歌带回你的家,请把你的微笑留下。对我们医务工作者来讲,要把患者的微笑留下,就从我们自己的微笑开始。朋友们,用真诚的微笑对待自己,对待你身边的每一个人,我们的人生便将拥有着无法比拟的美丽和洒脱。让我们微笑着擎起希望的火炬,一起走向辉煌的明天,让我们一起微笑着绽放生命中灿烂的光芒。亲爱的朋友们,请微笑每一天吧!

微笑的力量

财务人员　章健

　　微笑是人类美妙的语言,它以自己独特的方式表达出许许多多美好的内涵——宽容、关切、体贴、热情、智慧。

　　在挂号室日常工作中,深深感受到微笑能让患者退去愁容,拨开乌云,犹如春天般温暖,给患者带来愉悦的心情。

　　微笑是医患之间的"润滑剂",它可以缩短医患之间的距离,更是医患之间重要的沟通桥梁。

　　刚到挂号室时,患者总是排着长队,性子急而又不耐烦的患者时常抱怨并出言不逊。记得有一次,正值医院刚刚出台新的信息管理系统,患者必须带校园卡挂号就医。其中一位患者来时仍拿以前有条形码的病历来挂号,我向他解释现在医院更新了信息管理系统,以前的挂号方式随之取消了,必须用校园卡来挂号。这位患者听后顿时大发雷霆,要找院长投诉。这场争吵导致了挂号的长队滞留不前,引起后面排队患者的一阵骚乱。当时我面对患者时表情严肃,甚至在与患者讲解时看都没有看他一眼便应付了事。现在想想,这无形中使医院窗口人员和患者之间隔了一道看不见的墙。医院出台了新政策时,患者如果表现出不理解,我作为医院窗口的工作人员,必须内心要足够强大,多一分宽容,多一分理解,多一分热情,才能始终保持微笑地为患者服务。不要认为患者应该配合我们的工作,而是应该面带微笑地讲解原因并向患者表示歉意。如果当时我能更多地站在患者的角度,设身处地地考虑问题,才能拆除医患之间的这面墙,才能化解医患之间的矛盾。

　　后来,通过参加一系列党组织生活的学习和党员修养学习,我意识到要当好一名医院窗口工作者,不仅需要扎实的专业水平,还要在工作中时刻怀揣着一颗爱心,处处关心和爱护患者。在此后的工作中,我时刻告诉自己要面带微笑,并主动嘘寒问暖,关心患者的生活,分担患者的烦恼,了解他们的需要。记得有位中年患者每次来窗口挂号时,总是牢骚满腹,似乎是要找碴与人吵架,此时我告诫自己要保持微笑,耐心倾听对方的发泄,并充分尊重他的意愿,只要是我能够做到的,会尽量为他分忧解难。时间长了,我发现他的抱怨少了,态度也温和了许多。我想这就是微笑的魅力所在,不仅带给患者温暖,同时也让他的心情真正地愉悦起来,正如"送人玫瑰手留余香"。

如果我们窗口人员多给予患者发自内心的关爱,用微笑的态度、微笑的语言对待患者,可以化解患者心中的疑惑、彷徨和不安。患者需要窗口人员的理解、宽容和体贴。

在校医院康复科进行术后训练
的经历与感想

患者　许彤辉

今年 4 月中旬,我来到校医院康复科(东校区)开始肘关节骨折术后康复训练,刚到二楼康复科的第一反应是,没想到原来我们校医院还有这么完整、有实力的康复科。接下来的几个月,在康复科的训练成为自己生活不可分割的一部分,在这里,我得到了悉心治疗,真切感受到整个医疗团队的责任心和爱心。

我是在 3 月初参加单位组织的东湖绿道踏青活动时不慎摔伤的,诊断为双侧肘部骨折,右侧较轻,左侧鹰嘴粉碎性骨折,在广州军区武汉总医院做的手术。手术较复杂但很成功,术后一个月复查时,医生叮嘱做康复训练,并推荐了我们校医院的康复科。我怀着忐忑的心情来到东校区校医院二楼,由魏朝霞主任进行了诊断和评估,并立即制订了治疗方案:谢炯医生给我做手法治疗,王晗凌医生给我做针灸治疗,以及陈蔚君医生给我做肌贴治疗。魏主任一再叮嘱我要积极配合和练习,争取早日获得良好康复效果。

刚开始接受治疗,就感觉到医生都特别认真,对我这种头一次经历康复训练的人因为不安、担忧所提出的各种问题都仔仔细细地解释清楚,从不含糊。渐渐地我开始对骨折治疗及术后训练的原理、过程等有了一定的了解,这成为我之后训练和一步步康复的重要基础。给我做手法治疗的谢炯医生理解我想尽快康复的迫切心情,一边给我做活动度、屈伸度恢复,一边随时分析进展,使我感觉我的伤势及恢复进度在医生的掌握之中,紧张的心情慢慢平复下来。我的伤势较重,右肘关节屈伸度,左肘关节旋前、旋后、屈伸度,腕关节屈伸度都有问题,谢炯医生从恢复肘关节活动度及肌力训练等方面制订治疗方案,详细讲解我回家后应主动训练的内容并时时督促,令我非常感动。医生们的工作态度都非常积极,正如魏主任指导新医生时强调的那样,给患者做治疗不是"挨时间",而是时刻关注治疗效果,不断根据实际病情调整方案。经过医生们的悉心治疗,每次我去复查,陆总(广州军区武汉总医院)的医生都对我胳膊功能的快速恢复表示惊讶。

随着肘关节功能的稳定恢复,我也逐渐熟悉了康复科里的各位医生,也慢慢感觉到他们对于工作和患者认真负责的态度不仅仅出自对工作的责任心,还源于内心最纯真的爱心和同情心。我深刻感受到他们真切地希望所有患者都能尽快达到满意的康复效果。训练大厅里有各式器械,医生们都鼓励各自负责的患者尽可能多地在这里训练,因为使用专业器械训练效果会好些,同时他们可以随时指导患者,从不会嫌弃患者多了环境会变嘈杂。他们监督指导的患者并不局限于自己直接负责的患者,只要看到有其他患者训练不到位,都会立即予以提醒、纠正。有的患者治疗难度大,需要多人配合,常看到三四位医生配合治疗一次下来都是满身大汗。学期末,学生学业紧张,来看病的尤其多,医生们一天忙不停,甚至牺牲各自的休息时间。有时,高强度的工作使他们难得空闲一会儿,刚累得瘫在椅子上,后面的患者一出现马上又投入工作,从不推脱。刚开始时,偶尔看到医生们互相做做推拿按摩,觉着挺有意思,后来才发觉,经过连续的超强度工作,他们自己的身体都快吃不消了,彼此按摩可略微缓解疲劳。现在再看到这种画面,温馨、有趣的背后,也隐藏着些许心酸。另外,暑期轮休期间,谢炯医生把我的治疗转给陈国勋医生,陈医生虽然自己已经很忙,仍二话不说地给我做治疗。来康复科后我接受了平生第一次的针灸治疗,和我一样的患者不少,对针灸多少有些恐惧。王晗凌医生在做针灸治疗时,总是有意无意地和患者唠唠有趣的事,开开玩笑,调节一下气氛,尽可能使患者放松心情。刚来时每次预约,小张护士看我手脚不灵便,主动替我挂号。这些点点滴滴,无不反映了医生对患者的爱心。

这里的医生大都是非常活泼的年轻人。常让人惊讶的是他们如此年轻,就能这么熟练地给患者做各式各样的治疗。经过一段时间的观察,我发现这不仅仅得益于他们的努力工作,还得益于他们一直以来的勤奋好学。我经常看到他们边给患者做治疗,边彼此交流和讨论病情和治疗方案,有空闲时,甚至相互进行手法、按摩的尝试。康复科还有每周的组会,介绍病例和新的医学知识。魏主任也经常对医生们进行现场指导。谢炯医生说我的恢复过程并不是线性的,有快的时候,也有瓶颈期,这时候她会自己琢磨调整方案,也会主动找魏主任讨论。最近这段时间,我肘关节功能已很大程度上得到恢复,但感觉进展不如以前那样显著,应该是进入比较稳定的缓慢恢复阶段。魏主任手把手地教了几种新手法,确实促进了康复。在这种学习和工作的氛围和模式下,医生们这么年轻就能独当一面也就顺理成章了。

医生的爱心、敬业使整个康复科充满了温情。来这里接受治疗的患者和医生的关系非常融洽、和谐。尤其是学生们,与医生熟悉后都愿意向医生倾吐学业上的烦恼,分享生活中的趣事。这和社会上传说的那种紧张的医患关系有着天壤之别。

时至今日,在多位医生的帮助和鼓励下,我已经历了整整四个月的康复训练,功能恢复程度令人满意,过程虽充满艰辛,但非常愉快。这是一段很奇特、有趣的经历,它将成为值得我珍惜的宝贵回忆。

我的成功里，有你们的微笑

患者　段昳晖

我是段昳晖，来自光电学院光电信息科学与工程专业 1406 班，同时也是华中科技大学龙舟队三年的老队员。

龙舟队日常训练比较辛苦。周一、周三、周五 5：30 起床早操，跑过华科校园几乎所有的地方；周一到周五晚上 9：00—10：20，力量训练和技术训练交替；周末下午进行固定"下湖"训练。每周累计训练时间超过 15 小时，集训备赛期间甚至超过 20 小时。冬练三九，夏练三伏，风雨无阻。

长期高强度的训练，我的右肩、右手肘关节以及腰部都出现了不同程度的劳损，最严重的时候，右臂几乎抬不起来，听说咱们学校的东校区有康复科，可以治疗肌肉劳损以及关节问题，便欣然前往。

第一次来到康复科，让我对"医院"一词有所改观，环境明亮舒适，大家都微笑相对，让我感到非常轻松愉悦，这让我肩膀的疼痛似乎都不那么明显了。经过魏主任看诊后，他很细心地为我分析了病情，对症安排了针灸和推拿治疗。第一次扎针灸时，真的是非常紧张，想着细细长长的针即将扎进肌肉，训练的苦累都不怕的我深深地体会到了未知的痛楚。但此时王医生像是发现了什么，温柔地对我说不要害怕，她会很轻柔的。不知是什么魔力，我竟然真的就放下心来。之后果然如她所说，扎针灸并不痛，只是有轻微的酸胀感。我对康复科的第一印象就是亲和、活泼。这次治疗效果很好，肌肉得到了有效的放松。康复科的知名度在咱们龙舟队里大大提高，大家都喜欢往康复科跑，身体因为长期的高强度训练有很多的不适，但经过康复科治疗后康复效果好，同时心情也会非常愉悦。

由于经常往康复科跑，大家也都非常熟悉了。在这一年多的治疗中，让我印象最深刻的还是今年这一次,因为 3—6 月比赛密集,除进行平时的高强度训练外,课余时间也集合队员们训练,难免旧伤未愈又添新伤,肩膀和右背部劳损非常严重,右肩经常疼痛,训练强度大的时候,右臂几乎没办法抬起来,一些平举、背手的动作都没办法很好地完成。赛事在即,轻车熟路的我们又抓住救命稻草——康复科,但由于疼痛拖了太久,这次魏主任建议将传统的针灸与现代的康复手法理疗结合起来连续治疗三天,这样不光放松肌肉、理疗消炎止痛,同时结合调整脊柱、改善关节活动,更系统地解决问题。通过这次治疗,情况有很大的改善,使得我能继续参加训练。感谢康复科的医生和护士,让我以一个还不错的状态去参加比赛!也正是因为他们的微笑服务,让我更愉快地接受治疗,身体的疼痛缓解了,比赛中也取得了不错的成绩。2017 年同城双星比赛中华中科技大学龙舟队以 3∶0 战胜武汉大学代表队;在 2017 年中国大荔世界名校龙舟大赛中,500 米混合直道竞速、200 米混合直道竞速以及混合 2000 米环绕赛,均获第一名。

对于康复科的医生和护士来说,每天的工作虽然琐碎而又平凡,却让患者缓解了痛苦,拥有了健康。感谢他们!

重 拾 微 笑

患者　陈老师

　　结束了一天的工作之后,我期望着一晚安稳的酣睡。但这点小小的心愿也常常变成奢望。我时常辗转反侧难以入眠,时常半夜惊醒蜷身缩腿。清晨到来,我早已清醒地躺在床上,只为了一次翻身起床而积攒力量。我用冷水洗脸,重新整理精神,用微笑迎接新的一天。这种状态持续了十多年,我似乎早已习惯了这一切。

　　十几年前,一次例行体检中我被诊断为肝功能不全,还患有慢性胆囊炎。肝功能不全的原因更是无法确定。一个个冰冷的名词,改变了我的生活。不知道究竟是病痛还是心理作用,到了夜晚我就开始变得忐忑不安。体检之后的日子,我变得紧张、敏感。此后的一年多时间,我做了多次检查,但都无法找出病因。一年后,我的肝功能终于正常了,但宁静的夜晚从此一去不复返。

　　这一年里我学会了如何面对不安,如何平复心情,我接受了身体持续的疼痛。毕竟慢性胆囊炎不是什么大病,只是要注意饮食,注意休息,并不会影响日常生活。既然甩不掉,就微笑接受吧。

　　日子再次恢复了平静。一晃十多年,我完成了学业,成为一名教师。这些年,我已经养成了早起的习惯。俗话说久病成良医,我对自己的身体愈发了解,对付疼痛也更加自信,还发明各种"土法按摩"来缓解疼痛。当年医生定期复查的叮嘱早已抛诸脑后,医院也逐渐地远离了我的生活,连单位的例行体检我都不再参加。

　　该来的总是要来的。有次在飞机上,我时而屏住呼吸时而紧锁眉头,我的手紧紧地握着邻座的妻子。不会新婚一年就要出什么事吧?我告诉自己不要多想,这应该只是胆囊炎,不会有什么问题。忍耐再忍耐,一会儿就会过去的,可是,我的经验并没有任何帮助。我面色苍白,衣服也早已汗湿,甚至开始喘气,仿佛时间一分一秒地过去,然后又倒了回来。疼痛周而复始,丝毫没有减弱。我闭上眼睛期待能像夜晚一样渡过这个难关,可飞机的轰鸣声不断地敲击着我的胸腔,仿佛与一口大钟产生了共鸣,引来一阵阵的抽搐和疼痛。原本是一次愉快的旅行,如今我心中只念着平安落地。毕竟只是胆囊炎嘛,痛过就会好的,希望这一次也不例外。飞机落地,疼痛果然消失了,高高兴兴地回家,可我开始担心了。之前学习工作期间,我总在找理由忽视身体的问题,比如,晚上痛了白天就会好,今天痛了明天就会好,揉背打嗝后就不痛了。我找各种理由催眠自己,只是为了让自己觉得可以不去就医。但是疾病不会因为你不在意它就会离开,只会因为它被忽视而越发严重。

经历这次疼痛之后,我自觉地到校医院进行了身体检查。检查结果并不好:胆结石、胆囊息肉、脂肪肝、肝囊肿……其中胆结石的大小都达到1.2 cm了。年纪轻轻的我居然这么多毛病。让人欣慰的是,这次校医院的B超检查算是找到病因了。之前的检查中,都只发现多发性胆囊息肉,并未提及胆结石。这次B超检查非常仔细,医生翻来覆去地看,终于确诊了胆结石。我也终于舒了口气。以前,只知疼痛不知原因,现在可以对症下药,积极治疗了。然而,当我询问医生建议的时候,又一道难题难住了我。采用手术治疗需要摘除胆囊;采用保守治疗无法根治胆结石,最多能延缓,而且结石已经较大了,还会继续发展变大,最终还是有可能做手术。看起来总是要挨一刀了,我想。但是也许再拖个十几二十年会更好,毕竟自己还年轻,突然要做无胆人,总觉得无法接受。就在我纠结的时候,医生为我解开疑虑。

那天我第二次去校医院检查,已经确诊为胆结石。一位医生对我说:"胆结石患者是否需要手术治疗一是看结石大小,另一个是看患者是否有明显的症状。在正常情况下,1 cm以上的胆结石是无法排出的,最好的根治方法就是微创手术摘除胆囊。许多人担心摘除胆囊以后会影响生活,但实际上,胆囊具有一定作用但并非是必不可少的器官。术后每个人的反应有所不同,有的人饮食和生活完全不受影响,有的人只要吃油腻的东西就会不舒服,这都是因人而异的,只要平时生活和饮食注意一点就没事了。目前的胆囊微创手术只是在腹部切三个 2～3 cm 的小切口就可以了,创伤小,恢复快。这种手术在校医院做得非常多,非常成熟。你现在每天都有症状,结石也会继续长大,是可以做手术的。当然,如何选择还是看你自己的情况。"

回想这些年病程的发展,我发现医生的判断是正确的。十多年来,许多尝试的治疗并没有消除胆部不适,反而随着时间的流逝,胆囊的问题越来越严重。而且,校医院能确诊结石,也增加了我治疗的信心。最终,我决定接受手术治疗,摘除胆囊。

校医院很快就安排了手术,还为我请来了两位协和的专家会诊。那天我在病床上醒来,医生让我动动手、说说话。看到我清醒之后他告诉我手术非常成功,胆囊里面有三个石头。终于把病根除掉了,躺在病床上的我高兴得无以言表,努力地对医生说谢谢,手也挥舞起来。医生马上让我停止活动,她说:"现在麻醉效果慢慢消失,你的麻醉、手术都很成功,但术后六小时内尽量平躺,以防术后出现呕吐、恶心、直立性低血压等不良反应。术后第一天伤口疼痛明显,第二天及以后会明显减轻,你需要做好心理准备。如果有问题,随时按铃呼叫我们。"

那天夜晚,医生和护士每个小时都会过来巡房,查看心率和呼吸,询问我的感受。因为伤口的疼痛,我一直没有入睡。一直到夜里 3 点多,他们都还过来查看了我的情况。后来,困得不行的我终于入睡了。

第一天,果然如医生嘱咐的一样,疼痛难忍,幸运的是有护士和家人的悉心照料和陪伴。管床医生和护士非常细心认真,准时来给我换药,并且时刻关注我的感受,让我倍感温暖且信心十足。之后精神越来越好,恢复得很快,但由于胆囊切除后,消化功能相对减弱,管床医生和护士细心叮嘱我在饮食上要特别注意,术后两天内宜进食高糖类、低脂肪的流质饮食,如浓米汤、藕粉、豆浆、软面片、莲子红枣粥等,以利肠道的消化吸收。伤口长好、恢复正常饮食后,也以清淡为主,少油腻。手术一周后已经进行了拆线,伤口愈合情况很好,身体状态也很好,基本上恢复了正常饮食。

这次手术非常顺利,身体恢复也快,要特别感谢校医院为我诊治的每一位医生及看护我的护士,他们的一丝不苟、认真负责和无微不至不仅减小了我面对手术的压力,也让我的家人感到十分安心,衷心感谢大家的付出!

微笑的天使

患者　刘烈荣

什么是天使？天使就是在你最痛苦的时候给你支持，给你帮助，对你微笑的人。

我叫刘烈荣，是一个在华中科技大学居住了三十多年的"老华科"，平时身体还好，偶尔感冒发烧到校医院看病，觉得校医院门诊医生虽然很忙，但总是笑脸相迎，与患者和谐相处。

让我真正体会到校医院医生护士服务态度好是年底的一件事。2016年12月8日上午，我一个人在家准备午饭，切菜时不小心切到了左手小指，十指连心，非常疼痛，伤口又长又深，鲜血马上涌了出来，我感觉这个小指仿佛已经不是我自己的了，我一下子六神无主，赶紧用毛巾把小指包住，很快，鲜血就渗透了整个毛巾，不停地往下滴。我想，要赶快到校医院止血，就披上衣服往校医院赶，一边走一边滴血，我担心着去了校医院处理不了怎么办，我带的钱不够怎么办，人太多怎么办，越担心越着急，越着急伤口越痛，越痛越觉得平时很近的校医院现在变得很远。赶到了校医院发现，果然医院里各个窗口、各个诊室都是排队等候的人，门诊导医的护士一看我手上都是血，连忙走过来直接带我到挂号的位置挂了个外科号，并亲自送我到外科门诊的诊室。外科门诊外患者在排队等候就诊，一看我手上滴着血，都善意地让开让我先进，门诊的医生看到我进来，连忙站起来，放下手中的工作，和气地对我说："跟我来，先到换药室看看伤口。"到了换药室，打开毛巾，血出得更厉害了，不停地往下滴，医生一边拉着我的右手食指和拇指，捏住左手小指根部的两侧，一边和我解释，手指的动静脉血管都在手指两侧，压住血管前面就不会出血了。果然，伤口很快就不出血了，我长舒了一口气。医生又检查了我手指的活动情况,然后微笑着安慰我:"伤口虽然很长很深,但万幸的是肌腱没有损伤,签个字,我们把伤口缝起来就好了。"这时我心头的石头才落了地,也没有刚来时候那么紧张了。换药室的护士也连忙扶着我坐到了床边,一边轻声细语地安慰我,一边给我消毒伤口,准备缝合。这时我忽然想到来医院到现在还没有交任何费用,连忙问护士怎么缴费,护士微笑着说:"都是学校职工,您一个人来不方便,我们给您缝好包好了您再去缴费,不要紧的,在我们这里,所有急诊外伤来的患者我们都是先处理再缴费,您也一样。"听完这些话,我觉得一股暖流涌上心来,伤口也不觉得痛了。医生来给我打麻药,缝合伤口,同时也微笑着和我聊天,分散我的注意力,减轻我的痛苦。麻药麻醉效果很好,缝合的时候基本上感觉不到疼痛。缝好了,包好了,我才去缴费,打破伤风的针,注射室的护士也是笑脸相迎,询问我有没有过敏史,打针期间应该注意的事项都交代得非常清楚,让我非常感动。后期我要隔一天来换一次药,换药室虽然很忙,患者经常排长队,但换药室的护士总会微笑着和我们说话,换药时动作很轻柔,很细致,尽量减少患者的痛苦。在校医院的精心治疗下,我顺利地拆线痊愈了。

别人都说现在医患关系紧张,医生和患者好像"敌人",但遇到校医院的这些医生护士都和蔼可亲,说话做事都带着微笑,处处为患者考虑,我有一种不是亲人、胜似亲人的感觉。有感于在校医院良好的就医体验,医生护士的笑脸,我特作打油诗一首,留作纪念:

> 自诩平生运不差,菜刀切指意如麻。
>
> 杏林幸得多人救,医德迎来众口夸。
>
> 酮碘正施驱毒菌,银针更着学挑花。
>
> 仁心自有问春术,缝补剪裁乐为他。

用爱托起生命的绿洲

医院退休医生

有一种职业最为美丽,那就是医者;有一首歌最为动人,那就是医德;有一道风景最为绚丽,那就是医魂。医魂,崇高而厚重的字眼,一种高于职业良心的坚守和力量。纵观历史,从扁鹊、华佗、张仲景、孙思邈、李时珍到希波克拉底、南丁格尔、白求恩,历史几经变迁,不朽的是医魂。

曾几何时,患者的权益保障成了新闻媒体关注的焦点,受人尊重的白衣天使成了新闻导向下的弱势人群。"医德缺失""医疗腐败"的指责铺天盖地。我们茫然过,我们徘徊过,我们自责过,我们委屈过,但我们没有后悔过。为什么我们还要顽强地站起来,去迎接一个又一个挑战呢?为什么我们还要不断创新、努力奋斗,去攻克一个又一个医学难关呢?那是因为不朽的医魂始终是医者内心的坚守!

在与死神短兵相接的搏杀中,看到患者那信任的眼神,听到家属殷切的祈求,你是否感受到了责任的重大?南丁格尔提着一盏小马灯,点燃了生命之光,我们便拥有了一个共同的名字"白衣天使"。而要成为一个真正的天使就要求我们每个人具有良好的职业道德。医疗行业是一个崇高的行业,因为它担负着救死扶伤的重大职责。

尽管医院现在存在着种种医患纠纷,但我们要正确看待它们,医生不是神,不能把每个患者从死亡线上拉回来,但是怀着一颗济世之心,必将能得到患者的理解与尊重。做一个好医生很辛苦,古人云:"德不近佛者不可为医,术不近仙者不可为医。"现代医生不仅时刻背负着巨大的精神压力,而且还会经常受到患者和患者家属的责难和不理解。但是,每当危重患者被成功救治,患者家属露出感激的笑容时,我们体会到的是一种前所未有的满足。

俗话说服务态度决定服务质量，针对窗口服务的林林总总，我认为可以从以下几个方面着手来改善服务质量，以期达到我们追求的目标。

第一，耐心的工作态度是微笑服务的基础。在医疗纠纷和医患关系处理不当的今天，如何化解矛盾也是医院窗口所要面临的问题。耐心的工作态度正是化解矛盾最有效的方法。当与患者或者其家属接触时，如果我们能够使用文明礼貌用语，态度诚恳而又富有耐心，加上微笑着面对面地解释，我想任何一个人都很难无动于衷，他的心里多少总会得到些许的安宁或平静，我想下次他再到医院来的时候也会记得我们曾经良好的服务态度。

第二，饱满的工作热情，是微笑服务的延伸。对于复杂的窗口服务，仅仅只有耐心是不够的，还要有高度饱满的工作热情，这样才能够应付工作中遇到的各种挑战。当我们具有了饱满的工作热情时，我们没有理由不把自己所喜欢的事情做好，当患者遇到困难时，我们没有理由不去高效地工作，设身处地地站在患者的角度上，想其所想，念其所念，以诚相待。当这种观念深入人心时，微笑服务也就得到了延伸。

第三，转变服务观念，增强服务意识，以实际行动体现微笑服务的本质要求。作为一名医者，我们平常面对的工作复杂而又繁重，每日还要面对各种各样的患者和家属，在别人都休息的时候还要值中班、夜班。但是，越是工作压力大，我们就越是要把本职工作做好，这就要求我们转变服务观念，增强服务意识，以实际行动真心地为患者办好窗口服务，爱岗敬业，勤恳工作。这种服务不是表面的微笑服务，而是真正的"心底微笑"服务，这样才能真正地体现我们的形象和素质。

随着经济的高速发展，人民生活节奏的不断加快，人们对健康与疾病的认识反而陷入了一个误区。一方面，认为只要吃好喝好，身体就健康了，就远离疾病了，于是整日大鱼大肉，却不合理安排膳食；另一方面，没有健康的生活方式，在工作的压力下熬夜成了习惯，体育锻炼也日益渐远。心血管疾病、癌症、糖尿病等这些以前很少见的疾病越来越普遍，最后疾病缠身,为时已晚。现在患病的人越来越多,去一次医院看病,光排队估计就得耗费绝大部分时间。人的寿命虽然延长,但品质反而不如从前。其实如果我们能多了解一些关于疾病与健康的知识,做一个生活中的有心人,就能在很大程度上避免一些疾病的发生,防患于未然。

我退休之后,感触良多,经常会思考为什么我们会生病,怎么能够变得健康,丰富了医学知识,也懂得了很多面对人生面对苦难的态度,健康无价,生命无价。无论学习或者工作有多么忙碌,压力有多大,我们都不要忘了身体的重要性,拥有一切物质的前提是拥有健康。做一个有温度的医生,微笑着面对患者;做一个不急不躁的患者,阳光向上,积极锻炼,合理饮食,保持良好的生活习惯,医患携手用"爱"托起生命的绿洲!

点 点 小 事 暖 人 心

患者　林志杰

电话中传来了对方热情的声音："林老师,我来自校医院,是您的家庭医生,最近您身体好吗?"一句问候,无比暖人心,接着对方对我 2017 年体检结果进行了分析,指出了要注意的问题。短短几分钟的交谈,使我感受到家人般的温暖。亲切的问候使我马上想见见我的家庭医生,想向她诉说自我健康管理的情况,同时向医生请教一些问题。

10 月 25 日我来到校医院公共卫生科,见到了我的家庭医生吕彬彬,她热情地接待了我,并为我引见了余晶医生。我介绍了我的身体状况以及自我控制血压的情况,还有我在澳大利亚患疑似心绞痛及急救情况,重点询问了如果再发病时应拨打学校急救电话,还是拨打社会急救电话? 应去哪家医院? 她们分析我们家只有两位七八十岁的老人且身边无亲人的情况,提出在紧急情况下应拨打社会急救电话,如果是心血管方面的问题应直接进市三医院的建议。这些中肯的建议,使我特别感动,也帮我理顺了急救的程序,心里踏实多了。

我用三台血压计量血压,想让自己经常准确掌握血压随气温变化而变化的规律,用最小剂量药物控制血压稳定,但又担心三台血压计之间的误差,怕自己测量不准而产生误导。吕彬彬知道后,在百忙中利用休息时间,冒雨来到我家,帮我校验了血压计。

校验结果显示,三台血压计的误差均在允许的范围之内,也就是说,三台血压计的测量都是有效的。平时我就可方便、放心地用最好用的电子血压计测量血压了。

当我们感谢吕彬彬时,她总说没什么,只是小事一件,但这事对我们而言是盼望了几年的大事,这也是在为我们老人的健康保驾护航。我要感谢我的家庭医生,感谢华中科技大学校医院为我们培养了这些默默无闻的优秀医务工作者。

患者最喜欢看到医生的笑脸

患者 李老师

自从 73 岁患上高血压之后,我便成了医院的常客,成为经常给医生找麻烦的患者之一。

其实我的病情也不是太严重,但随着年龄的增长,人逐渐衰老,各种毛病和不舒服接踵而来。对于我这个过去一向身体较好的运动员来说,很难适应这种状态:一会这里不舒服,一会那里又疼痛。另外,由于我对疾病缺少常识,加上情绪焦虑便放大了自己的病情,进入了一个恶性循环的状态。生活的平衡态被打破,平添了许多焦虑和烦恼。

幸运的是,我遇见了几个好医生。在他们的帮助下,我渐渐走出了困境,病情趋于稳定,基本上能够坦然地接受变老的规律,与慢性病"和平共处"。

对我帮助最大的是校医院的王砾主任。

每当我走进王主任的诊室,他总是面带微笑地问:"李老师,今天怎么不舒服了?"或者说:"我们先量量(血压)?"于是我紧张的心情就松弛了下来。

有时开始量的血压较高(160/80 mmHg),我很紧张。王主任笑笑说,你这是"白大褂效应",过一会再量量。果然,再量时就降到 140/75 mmHg。王主任耐心地给我解释如何解除紧张心理,正确地测量血压。

在我焦虑症状发作,心慌、胸闷严重,似乎要突发严重的心脏病时,我打电话向王主任求助。无论什么时候,王主任都会给予耐心具体的指导。当我按他说的去做之后,症状逐渐缓解。我再向他报告时,他在电话的那头笑着说:"我就喜欢接到你这个电话!"他开心的笑声令我及我的老伴感动：这位医生把患者当作亲人，笑声传递了一种亲情，也表达了医生的一种坚定——他相信自己的判断是准确的。可见医生的笑脸不仅是患者喜欢看到的，也是医生自身所需要的。

我们几个老病友谈起王砾主任，都说他不仅医术高明，脾气也好，我们都愿意找他看病，很信任他。我想，王主任的微笑传递出的信息是：不仅医人，而且医心。

在这里我还想说说武汉协和医院神经内科的陈运平医生。最近我出现的症状使我产生了恐慌，那就是突然间全身燥热，感觉血往上冲。于是我马上量了血压，高到 193/92 mmHg，过几分钟血压又会降到正常。我问陈医生："瞬间的高血压会不会导致血管破裂？"陈医生笑了，他告诉我这是一种生理上的应激反应，血管不会破裂的。他解释说，这个症状是焦虑症的一种表现，血压升高是正常的，发作时血压不升高才不正常，平时注意控制血压就好了。陈医生自始至终都是面带微笑地向我解释，他讲得那么自然亲切，使我放下了思想包袱，也让我知道了校医院王砾主任的治疗方案是合适的，更增强了我战胜疾病的信心。

总而言之，患者最喜欢看到医生的笑脸，因为医生的微笑是一剂良药。

缘来缘去，逢兮惜兮

学生志愿者　周佳艺

我满怀一颗"为全校师生服务"的心报名了校医院义工，坦白地说，那时候并没有什么额外的想法。但是，在开幕式上，我念了志愿者誓词，突然有种多年前成为少先队员并戴上红领巾的自豪感——那是一种责任，一种担当。

穿上义工服、戴上义工证，我就是一名义工，是医生与患者的助手。

我第一位要协助的医生是B超室的费医生，她扎着一根麻花辫，鼻梁架着一副黑眼镜，穿着白大褂，这是我对她的第一印象。

星期四下午是我的义工时间，初来乍到的我十分忐忑，根据以往看病的经历，医生大多都是冷静而又严肃的，他们不苟言笑，与患者交流的眼神中似乎没有任何情绪波动。

但那一个下午的时间，使我对医生的认知发生了很大改变——私下的他们和我一样，喜欢笑，喜欢闹。

工作时，费医生耐心地为我讲解应该协助她的事情，对我犯的错持包容态度并耐心纠正，对我的点滴进步给予肯定的眼神，慢慢地，我爱上了和她相处的时光，在有限的时间里向她请教关于B超看片与妇科健康的相关知识，其中，我问她的第一个问题让我记忆犹新。

"费医生，为什么那些来做妇科B超的人，在做B超之前要先憋尿，而且要憋得受不了才行？"

她对我说："因为子宫位于膀胱的后面，尿憋足以后，膀胱涨大，它的壁会变薄，然后通过B超能更好地显现出子宫及其附件的形态。"末了，她还挺幽默地加了一句："就像为B超开了一扇窗。"

费医生对我的耐心讲解让我有了进一步探求知识的动力,于是在自己的脑海里产生了更多问题:子宫肌瘤呈现出怎样的形态? 年轻女性与中老年女性的子宫附件有何不同? 为什么会有子宫肌瘤增生? 节育环究竟应不应该放? 如果放了何时应该拿出? ……

为数不多的义工活动使我增长了不少见识,有时候面对患者的提问,我默默地对自己说:"哎! 这个问题我知道。"带着怯怯的欣喜与悄然的自豪。

因为室友脚伤的关系,我和她换了一次班,所以到目前为止我有了三次义工的经历,第三次因为预约114室的人手不够,于是我被分配到那里去帮忙。

相比前两次在B超室的经历,这一次真的让我有些焦头烂额。

在那里,我做的工作主要是帮患者预约B超或彩超,以及登记相关患者的病历。但是光前一个工作就衍生出许多对于我来说猝不及防的问题。

帮助预约B超或彩超的时候,经常有患者跑过来问一些问题。

"医生,我刚刚出去了一下,结果我的号过去了,怎么办? 要重新等? 不对啊,我上次插号进去了的。"

"不好意思啊,现在医生不在,您要不等医生过来再说,我是志愿者,对这一块不太熟悉。"

"医生,我这个号怎么没叫?"

"现在里面可能还有人在做,您再等一等,谢谢。"

"医生,我想挂下午的号可以吗? 给我前几个,因为我下午三点左右有事呢。"

"下午的号只能下午来再挂,所有人都是这样的,这是规定,不好意思啊。"

"医生,我尿憋不住了,可不可以让我先去查一下,我怀孕呢,我怕憋尿对胎儿不好。"

……

每一次与患者交流,我都持以微笑,因为我知道,每一个来医院就诊的患者都希望自己能够被温柔地对待。

我感觉预约分诊台有些类似于公司前台服务的属性。

我的理解是,微笑待人、助人乐己。

在这里,我遇见很多人,也会碰到几个无理取闹的患者,更多都是善意的,他们理解医生的忙碌,体谅其他患者的难处,并非像许多电视剧中上演的那种紧张的医患关系。

每当我说"不好意思"的时候,总有那么几个人会带着温暖的笑容对我回复"没关系"。这一切都像初阳融化暮雪一般,给了我坚持这份义工的动力。

有些人,我从未遇见过,也许将来也不会遇见,但是我会记得,那些包容、那些理解,这或许就是人与人关系之中的契合点吧。

缘来缘去,逢兮惜兮。

这条路太过匆匆,人来人往,没有什么能定格住。只是在模糊的视野中,有一个轮廓依稀刻画在脑海中,在生命中的某一个瞬间忽然清晰地浮现。没有言语,没有流动。却有着鲜活的颜色。那些没有结局的斑驳倒影诠释着生命的轨迹。

真的遇见过,真的珍惜过,就是我们能够继续无憾地走下去的最好动力。

我偷偷地爱上了"你"

学生志愿者　程亚仪

昨天夜里,我做了这样一个梦,梦境中不知何故,我离开了"你",伴随着清晨浅浅的微光,梦醒了,我也醒了。

都说梦由心生,这是不是也在隐隐暗示着我些什么呢?

对自己来说,人生最大的遗憾莫过于想要挽留的人,站在平行线上永远也不会有交集,想要说出的话,怯于羞涩再也不会为人所知。于"你",我想应该是后者的意愿更加强烈。我回顾着我们的相遇相知,过往一幕幕浮现在我的脑海里。

我做了一个决定。

我要借助这次机会,告诉"你"所有我因为害怕和胆怯而没有说出口的话:"我不畏惧所有,我也不在乎别人的目光,我只想把自己唱给你听。"

不知道"你"是否还记得我们的第一次相遇?

我们的初见,说来有些惭愧,那个熟知的地方,自己曾去过多次,却还是没有一眼就认出"你",缓缓地走近,我似乎感受到了一股深入骨髓的冰凉,"'你'不会特别难相处吧?"这是当时自己猛然闪现的想法,该面对的总是要面对的,鼓起勇气,没想到还是败给了自己的紧张,因此也没来得及好好地与"你"打声招呼,这就是我们略显尴尬的初见。

在以后的相处中,我才发现原来"你"是如此有温度,淡淡的气味让我为之沉醉,暖暖的微笑总是萌化我的心,以至于我总是贪恋着与"你"相处的温柔时光。想起"你",就想起了那若有若无的芬芳和醉人的微笑。

"一笑倾人城,再笑倾人国"用来形容"你"再合适不过了。早知道,有一天我会这么喜欢"你",我一定对"你"一见钟情。如果说认识"你"是我的小幸运,那么,与"你"共事怕是花光了我此生所有的运气。

想想我们在一起的点点滴滴。忙碌的周一,大多数人赶着找院长或者副院长签字,无奈没见到他们,只好敲门询问,一个接着一个。有的人手攥各种各样的文件需要"你"盖章审核;有的人亲自跑来递交简历并询问关于招聘的事宜;有的人来问转诊、医保、报销等问题;还有一些退休老党员坚持亲自来交党费……"你"总是微笑接待,好像从来都不会不耐烦。是这样的,我眼中的"你",从来不会因为私人感情影响工作;我眼中的"你",从来不会因为私人事务耽误工作;我眼中的"你",好像总能协调好各种各样的矛盾;我眼中的"你",微笑常伴左右。有一次,我悄悄问"你":"'你'是怎样做到的?""你"静静地微笑着说:"服务,从微笑开始,温暖他人,也让自己快乐。"我笑了,因为与"你"相处的这么长时间里,我也感受到了微笑的真谛。

微笑的服务,犹如增添了色彩的画卷。

微笑的服务,犹如诱人醇香的美酒。

微笑的服务,犹如跳动着动人旋律的歌曲。

微笑的服务,犹如蕴含着深刻主题的书籍。

如果时光可以倒流,我一定会在看见"你"的第一眼,便大声告诉你:我是真的爱上了"你"——校医院办公室,这个永远被微笑包围着的地方。

细节之处见真情

学生志愿者　邓影南

医院，留给很多人的印象并不怎么好，如果不是自己或亲友生病，谁又会去医院呢？因此，对大多数人来说，医院与痛苦挂钩，但对医务人员来说，医院却是他们工作的地方，每天他们都必须面对这些处于病痛中的人，帮助他们摆脱疾病的折磨。过程的艰辛自不必说，但我相信患者痊愈后的笑容一定是支持他们每天辛苦付出的最大动力。作为一名医学生，我抱着熟悉医院的想法来参加义工，在导医台帮助患者挂号并解答他们的疑问。其实工作内容很简单，也不需要太多专业知识，但每次面对形形色色的患者，在与他们打交道的过程中，我觉得自己收获了很多，也发生了许多令我印象深刻的事情。

记得有一次，一位留学生走进医院，他不会说中文，而且不熟悉看病的流程。当看到他茫然无措地站在医院大厅中间时，我走上前去询问他是否需要帮助。我用磕磕巴巴的英语和他交流后，才知道他的脚扭伤了，想来开点药。于是，我帮他挂号，带他去找医生，再帮他拿药，虽然花了半个小时，但他拿到药后的感谢令我很满足。

还有一次，我看到一位其他科室的义工帮助一位拄着拐杖、行动不是很利索的老人，那位义工全程都很耐心地扶着老人，带她做检查，如果遇到需要跑腿的事情就让老人坐着休息，自己帮她完成，在候诊的时候，还陪着老人聊天解闷。在老人看病的半个小时里，她全程陪同，丝毫没有不耐烦的情绪。因为她所在的科室刚好在导医台旁边，所以我目睹了全过程，那位同学的行为令我印象深刻也十分感动，对待一位陌生人她能如此热情周到，相信她一定是一位温暖热心的人。老奶奶看完病后与她道别时脸上的笑容仿佛要溢出来了。

　　我在义工工作中并没有出现很复杂的事情,都是一些小细节令人动容。我们常常能看到一些白发苍苍的夫妻相携着走进医院,一起挂号看病拿药再相互扶持着走远,那种相濡以沫的温情,旁人都能从他们的身上感受到。再比如某位同学受伤了,总会有许多他的同学前前后后帮忙,关心他的伤情。能见证到这些人与人之间最真挚的情感,我真的十分开心。记得一次一位中年患者问我:"你们做志愿者又没有工资,为什么要浪费这个时间呢?"我想,这就是我的答案吧。

你们的微笑，甜甜的

学生志愿者　李丹丹

微笑，是一种美丽，是人们最美的时刻；微笑，是一种快乐，是消除烦恼的最好方法；微笑，是一种力量，是传达感情最直接的方式。失望时，一个微笑可以让你重新树立信心；悲伤时，一个微笑可以温暖你冰冷的心；挫折时，一个微笑可以让你再次扬帆起航。微笑，是我们最美的表情。

在医院做助管的几个月里，更让我体会到了微笑的魅力。记得第一次去的时候，第一眼看到的就是黄老师美丽的笑容，那一抹微笑，就像是冬日里的阳光，温暖而又有力量。慢慢地熟悉了工作环境后，我真正地感受到微笑的力量。每一次电话铃声响起时，伴随的都是老师们的耐心、礼貌，一句"您好，华科校医院……"，一句"请您拿笔记一下，拨打下面这个电话……"，一句"好的，我帮您查一下……"，等等，都离不开电话这端甜甜的微笑。每次听到老师们接听电话的声音时，我都会发现自己不由自主地嘴角上扬，感受着微笑的甜美。医院行政办公室事情繁多，但老师们却从未表现出急躁，而是微笑着做好每一件事情，不论是医院的日常事务，还是患者的一些问题，从未改变的是老师们甜甜的微笑。每一位来办公室反映问题的患者，老师们都会耐心地倾听他们的诉求，并能高效快速地处理好存在的问题，以最好的方式给患者一个满意的答复。面对医院的工作人员，老师们以服务的态度做好相关工作；面对前来就医的患者，老师们以关爱的态度倾听他们的诉求并解决问题。在这几个月的时间里，我体会到了真诚的微笑服务，也对我以后的工作及生活态度产生了极大的影响。

微笑是阳光，给人最真挚的鼓励；微笑是清泉，给人最真诚的帮助。今年七月初，弟弟生病，高烧不退，药效下去之后，体温又升了起来，反反复复,当时真的感到不知所措。弟弟生病第二天,一大早我们就来到医院排队挂号,当时还没到上班时间,怎么办?很幸运刚好碰到了黄老师,黄老师微笑着带我们去找值夜班的医生看病拿药,真的有一种找到了依靠的感觉,非常满意。但是后来两天,弟弟高烧还是没退,看到体温计上显示40℃以上的时候我几乎吓傻了,赶紧去找老师帮忙出主意,当时她一边安慰我,一边帮我想办法,离开办公室时,看到她脸上浅浅的微笑,我知道那是一种鼓励。后来李院长诊断之后,坚定地说:"没关系,继续打点滴就好了。"他还笑着说:"男孩子,不用担心。"那个微笑,是一种肯定,更是一种心理宽慰。在校医院,我感受到了关爱和感动。

微笑,是一种力量,给人以鼓励和支持。不论是以办公室的助管身份,还是作为患者家属,我都深深地体会到了老师们微笑服务带来的力量,有着真实的感受。多一分微笑,少一分距离,微笑让我们心灵更接近,使我们更快乐。作为医院的工作人员,你们的微笑,像糖果又像阳光,甜甜的,暖暖的。微笑服务,与爱同行!

后　　记

　　本书收录的是华中科技大学医院医务人员从医的故事和心得,以及志愿者和患者的感悟,特别是 2016 年开展"五个微笑""语言处方"活动以来的故事。医院文化建设日益彰显出蓬勃的生命力,带给医务人员、患者温暖的正能量,为健康中国、和谐校园建设抹上了基层社区医院的鲜明色彩。

　　给自己一个微笑、给家人一个微笑、给路人一个微笑、给同事一个微笑、给患者一个微笑,这是"五个微笑"的内涵。微笑并不难,需要的是发自内心,是积极的心态,是对生命的体悟,对疾病的认知,对医者角色的理解和对自己的自信。"语言处方"也是这样。耐心地用通俗易懂的语言向患者解释病情,沟通诊疗方案,回答患者的疑惑与询问,增加患者的信心与勇气,像用手术刀和开具药品那样向患者开具"语言处方",一样具有诊疗患者疾病的功效。医务人员的职责不仅包括专业性操作,还应该包含维持秩序、传递友善、安抚情绪等丰富内涵,而能开具"语言处方"的也不仅仅是医生、导医、护士、药师、技师、挂号员等医务工作者都能用"语言处方"来治疗患者。

　　疾病让人痛苦。天天面对疾病和患者,医者自己需要正能量,需要积极的心态,需要理性的思考和情感的升华,这正是医院文化建设的立足点。近年来华中科技大学医院一直在做这方面的工作,塑造医务人员的内心,坚定从医的理想信念,弘扬社会主义核心价值观,这不是空泛的说教,而是"医者仁心"的职业要求,是医务人员内心成长的需求。正是这种需求,促成了一篇篇文章、一个个故事、一本本图书,相互交流,相互启发,共同成长。

　　感谢几十位医者、患者和志愿者,向我们讲述他们微笑的故事。感谢

微笑的故事——基层医务人员与患者的故事

黄丽华和吴笛的辛勤工作,反复征稿、修改。特别是吴笛,付出了许多心血。我自己也通读全书三遍,反复体悟医务人员的心得,理解他们作为医者的价值观、苦与乐、坚守与取舍。微笑的故事,常常看出了眼泪。

感谢马建辉书记百忙之中为本书写序,领导的鼓励也是校医院发展的动力。近年政府和学校加大为校医院投入,医疗设备持续增加,信息化建设纳入学校全局,改扩建工程已经启动。站在"全国百强社区卫生服务中心"的新起点上,人文医院等内涵建设将成为校医院新时代发展的主题。

感谢多年来关心医院发展的领导、专家、同行、师生、朋友、病友,在你们的关注下,华中科技大学医院一定会越办越好。

李小红

2017 年 12 月 19 日